Alan Forman/Stephan Niederwieser
Lapacho
Der Tee der Götter

Alan Forman/Stephan Niederwieser

Lapacho
Der Tee der Götter

Ratgeber Ehrenwirth

Die Deutsche Bibliothek – CIP-Einheitsaufnahme

Forman, Alan; Niederwieser, Stephan:
Lapacho. Der Tee der Götter / Alan Forman; Stephan Niederwieser
München: Ehrenwirth 1999
(Ratgeber Ehrenwirth)
ISBN 3-431-03560-4

© 1999 by Ehrenwirth Verlag GmbH, Schwanthalerstr. 91, D-80336 München
ISBN 3-431-03560-4
Redaktion: Cornelia Rüping
Konzeption und Realisation:
Christine Proske (Ariadne Buchkonzeption, München)
Umschlag: Konturwerk, Rainald Schwarz, München
Umschlagfoto: Tony Stone, München
Satz: Blank Satzstudio GmbH, München
Druck: Westermann Druck, Zwickau
Printed in Germany

Inhalt

Vorwort 8

Die Geschichte: Mythen und Heiltraditionen 12
Geschenk der Götter 12
Heiler 13
Geheimnisse der Naturvölker 15
Lapacho in der Medizin 18
Zusammenfassung 20

Von mächtigen Bäumen und betörenden Trompetenblüten 21
Bäume: die Brüder der Menschen 22
Eine Pflanze – viele Namen 24
Pflanzenfamilie 27
Pflanzenbeschreibung 29
Holz 30
Blüten 30
Anbau und Ernte 31
Verwendung der Pflanzenteile 31
Geschmack 32
Qualität 32
Handelsformen 33

Lapacho unter dem Mikroskop: die Inhaltsstoffe 34
Mineralien und Spurenelemente 35
Flavonoide 36
Saponine 37
Cumarine 38
Tannine 38
Chinone 39
Andere Heilsubstanzen 43

Wein, Wickel, Wasser: der Umgang mit Lapacho 44
Allgemeine Tips 44
Methoden 47
Warnhinweis 63

Die besonderen Stärken des Lapacho 64
Krebs und Tumore 65
Diabetes 65
Candida albicans 66
Infektanfälligkeit 68
Aids 69
Gezielte Anwendungen 69

Selbstbehandlung mit Lapacho 76
Akne 76
Anämie (Blutarmut) 78
Angst und Unruhe 80
Augen, Überanstrengung der 81
Chronisches Erschöpfungssyndrom
und allgemeine Schwäche 83
Durchfall 85
Ekzeme und Neurodermitis 87
Erkältung und Bronchitis 89
Fieber 92
Fieberbläschen 94
Fuß- und Hautpilz 94
Hämorrhoiden 96
Halsweh, Heiserkeit, Mandelentzündung 96
Haustierbehandlung 97
Hexenschuß 98
Husten 98
Insektenstiche 98
Kater (»Hangover«) 98
Kopfweh und Migräne 99
Krampfadern 101
Magenbeschwerden 101
Magengeschwüre 104
Menstruationsbeschwerden 105
Muskelkater 107
Nieren(becken)entzündung 107
Ohrenschmerzen 109
Prellungen und blaue Flecken 110
Prostataleiden 110
Rheuma, Arthritis und andere Gelenkleiden 112
Schnittwunden und Abschürfungen 114
Schuppen 115
Schweißfüße 116
Verbrennungen, Verbrühungen und Sonnenbrand 116

Verletzungen durch eingezogene Splitter 117
Verstopfung 117
Zahnfleischentzündungen und Zahnschmerzen 119

Anhang 120
Quellen 120
Wissenschaftliche Studien 122

Vorwort

Baumrinde

Lapacho: Tee der Götter – ein gewichtiger Name für ein Produkt aus einer bestimmten Baumrinde, die sich rein äußerlich nicht von anderen unterscheidet. Allerdings wird Lapacho (sprich: lapatscho) in der südamerikanischen Volksmedizin schon seit Jahrhunderten angewendet. Nicht nur zur Behebung von Symptomen wie Verdauungsprobleme, Kopfschmerzen und Fieber, sondern auch im Kampf gegen Krebs, Allergien, Diabetes und Leukämie.

> Lapacho heilt vielzählige unterschiedliche Beschwerden und Begleiterscheinungen schwerer Krankheiten auf angenehme und einfache Weise. Es scheint unglaublich, daß ein Pflanzenbestandteil allein so viele Möglichkeiten in sich tragen soll. Vielleicht nutzen die Götter diesen Baum tatsächlich dazu, heilende Energien zu verbreiten.

Beschäftigt man sich mit diesem Baum, stellt sich bald die Frage, warum man seine Wirkstoffe und Heilerfolge bisher kaum wissenschaftlich erforscht hat. In Südamerika wurde die Anwendung von Lapacho sogar verboten. Doch warum investiert man Gelder in Milliardenhöhe in die Entwicklung teurer chemischer Präparate, wenn man mit Holz und Wasser soviel bewirken kann?

Eine Antwort auf diese Fragen zu finden fällt schwer. Für uns Autoren hat dies zur Folge, daß wir Eigenschaften und Wirkungen von Lapacho nur selten mit Hilfe von wissenschaftlichen Forschungsergebnissen belegen können. Um dennoch einen ausreichenden Hintergrund zu schaffen, haben wir uns in die Heilpraktiken südamerikanischer Indianer vertieft und stellen deren Verwendung von Lapacho dar.

Über botanische Merkmale Rückschlüsse auf medizinische Wirkung ziehen

Darüber hinaus wollen wir Ihnen einen Überblick über die botanischen Merkmale dieses Baums geben, da man durch sie Rückschlüsse auf die medizinische Wirkung ziehen kann. Die wenigen Forschungsergebnisse, die bezüglich Lapacho veröffentlicht wurden, sind im Literaturverzeichnis aufgeführt.

Anwendungsmöglichkeiten

Hauptsächlich haben wir uns in diesem Buch aber den Anwendungsmöglichkeiten von Lapacho gewidmet. Sie lernen die unterschiedlichen Methoden kennen, mit denen Sie seine Wirksamkeit nutzen können. Die Stärken des Lapacho insbesondere bei schweren Krank-

heiten wie Aids oder Krebs bis hin zu weitverbreiteten leichteren
Beschwerden wie Akne oder Verdauungsprobleme werden wir Ihnen
vorstellen und erläutern. Durch die detaillierten Anleitungen und Tips
wollen wir Ihnen helfen, Ihr individuelles Heilprogramm zusammenzustellen.

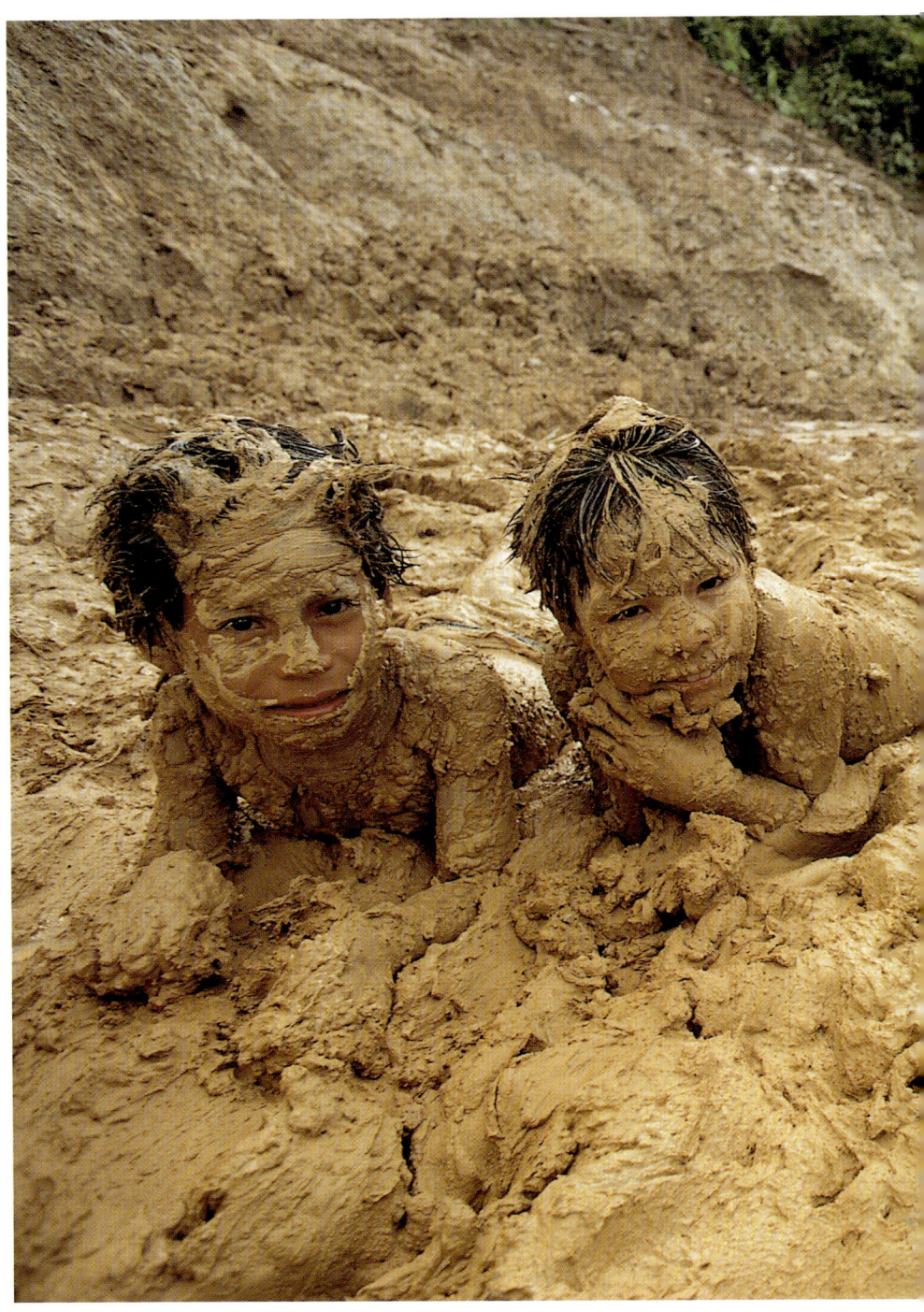

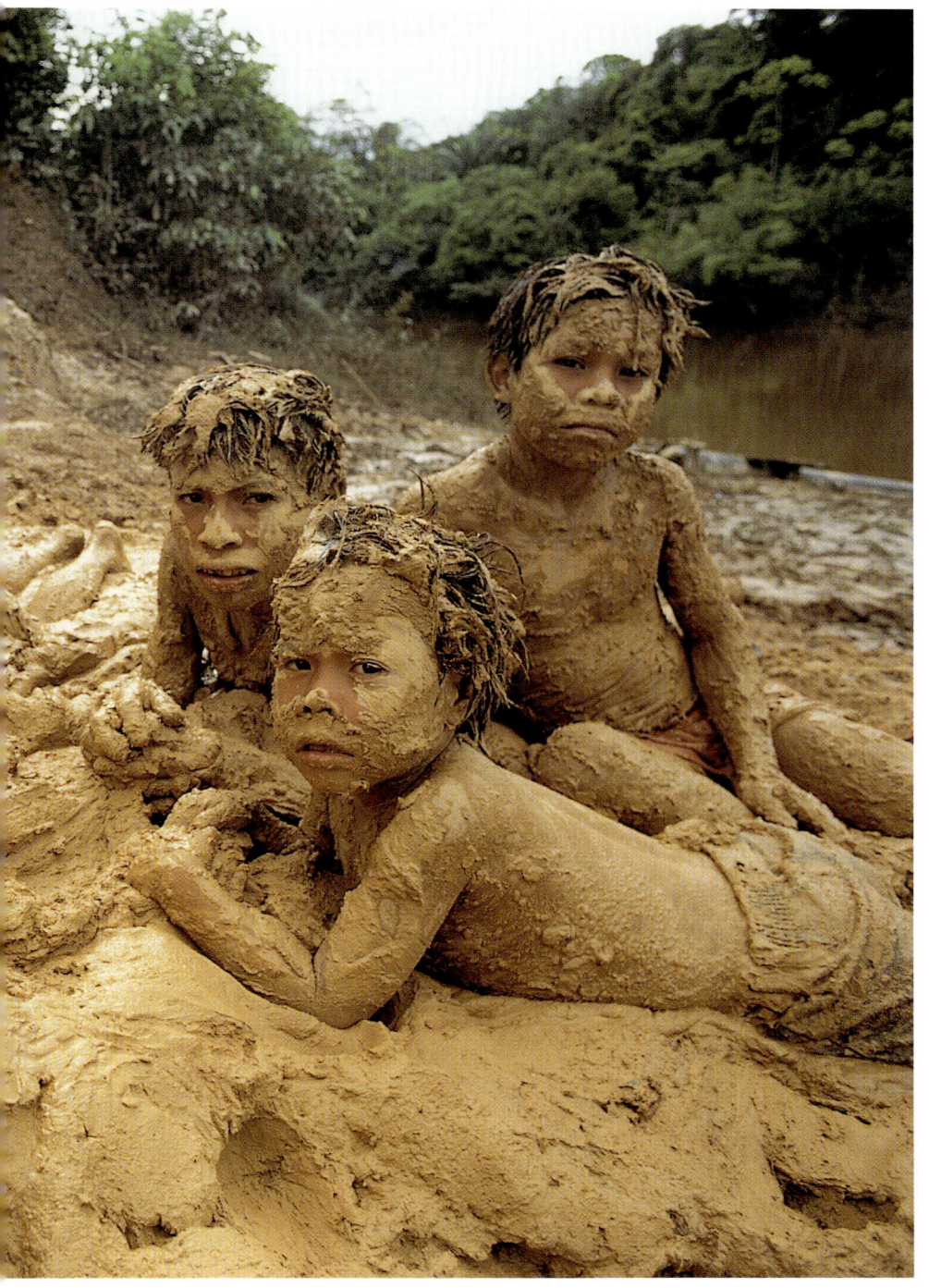

Die Geschichte:
Mythen und Heiltraditionen

Betrachtungen bezüglich der Geschichte des Lapachobaums müßten eigentlich mit der Frage beginnen, wie lange es dieses Heilmittel schon gibt. Doch ist sie genauso schwierig zu beantworten wie die Frage nach dem Alter der Erde, des Himmels und des Windes. Daher wollen wir die Geschichte des Lapacho aus einer anderen Perspektive darstellen, nämlich indem wir uns diesen Baum mit den Augen der Naturvölker, den Bewohnern der Anden, des Amazonas und der Urwälder, ansehen.

Naturverständnis der Indianer

Seine und ihre Geschichte ist eng miteinander verwoben, denn der Lapachobaum stammt aus Lateinamerika. Zudem begründet das Naturverständnis der Indianer diese enge Verbindung. Die Geschichte aller Elemente und Erscheinungen in ihrer Umgebung erachten sie als ihre eigene, daher sind sie untrennbar miteinander verbunden. Der Lapachobaum ist aus ihrer Sicht ein betagtes »Wesen«.

Darüber hinaus erkennen sie in jedem Bestandteil der Natur, in den Pflanzen, den Tieren, den Seen und Wäldern, aber auch in den unterschiedlichen unsichtbaren Phänomenen eigenständige Wesen: Dämonen und Götter. Sie verursachen Krankheiten, rufen Ängste hervor, helfen und heilen. Sie stehen in einem großen Zusammenhang, in dem sie sich gegenseitig beeinflussen, voneinander abhängen und sich jeweils bedingen.

> Kein Phänomen kann einzeln betrachtet werden, ohne daß der Gesamtzusammenhang einbezogen wird.

Geschenk der Götter

Wie alle Heilpflanzen betrachten die Naturvölker auch den Lapachobaum als ein Geschenk der Götter. Diese brachten ihn auf die Erde und zeigten dem Menschen, wie er mit dieser heiligen Pflanze umzugehen hat, wie er durch Gebete, Zauberworte und Rituale die verborgenen Kräfte in ihr aktivieren kann und schufen so die Basis für eine starke,

Magische Heilkunst

magische Heilkunst.

Ebenso zeigten die Götter den Menschen einen Weg der Kommunikation mit ihnen. Den auserwählten Heilern wurde offenbart, wie sie Krankheitsursachen erkennen können. Dazu lasen sie z.B. aus den

Mustern, die auf den Boden geworfene Maiskörner, Bohnen und Muscheln bildeten. Außerdem lernten sie, die Qualitäten der Winde zu unterscheiden, Wolkenformationen zu interpretieren und die Rufe von Tieren zu verstehen. Da alle natürlichen Erscheinungen unmittelbar miteinander verknüpft sind, kann man über jede einzelne wiederum Rückschlüsse auf den Gesamtzusammenhang ziehen. Hat man diese Gesamtheit begriffen, versteht man auch das Individuum.

Heiler

Die Kenntnisse der Heiler existieren schon lange Zeit und werden immer noch erweitert. Ihr geheimes Wissen stammt aus der Vergangenheit, sie erhielten es von ihren Vätern und Vorvätern. Von den Göttern sind sie ermächtigt, zu heilen und die Kräfte der Natur zu nutzen. Sie kennen die Wirkungen von Wurzeln und Blättern, von Blüten und Zweigen, die sie in Form von Amuletten und Salben, Tees und Räucherungen verfügbar machen.

Geheimes Wissen aus der Vergangenheit

Apotheker und Pflanzenheilkundler

Die Azteken unterschieden die unterschiedlichsten Typen von Heilern, die sich jeweils auf einzelne Therapieformen spezialisiert hatten. Schon damals gab es »Apotheker« und Kräuterkundige, die die Heilwirkung von Hunderten von Pflanzen, Hölzern, Steinen und anderen Substanzen kannten. Sie verkauften diese nicht nur, sondern besaßen auch das Wissen um deren Anwendung. Ebenso gab es bei den Inkas Pflanzenheilkenner, die ein ebenso tiefes wie komplexes Wissen besaßen, das man heutzutage als legendär bezeichnen muß.

Noch heute gibt es in den Urwäldern Südamerikas traditionell lebende Stämme, die über ein umfassendes pflanzenheilkundliches Wissen verfügen, z. B. die Kallawaya, die Kräuterkundler der Anden. Kallawaya findet man in der gesamten Andenregion, in Argentinien, Bolivien, Peru und Chile. Man nennt sie seit Tausenden von Jahren die »Herrn der Medizinbeutel«. In der Übersetzung bedeutet ihr Name »der, der mit der Medizin auf seinen Schultern reist«. Sie verwenden über 1.000 Arzneipflanzen in unterschiedlichster Form, kein anderes Naturvolk dieser Erde verfügt über derartige Kenntnisse.

Archäologen bestätigen, daß die Kallawaya schon vor mehreren hundert Jahren eine hochspezialisierte Art von Chirurgie praktizierten. Noch zu Anfang des 20. Jahrhunderts wanderten die »reisenden Ärzte« durch Bolivien, Chile, Argentinien, Ecuador und Peru, wie sie es schon

»Reisende Ärzte«

seit Jahrhunderten taten. Heutzutage haben sich die meisten von ihnen in Städten und Dörfern niedergelassen und behandeln dort ihre Patienten. Auch von Schulmedizinern in Südamerika werden ihre Heilmethoden sehr geschätzt.

Schamanen und Medizinmänner

Schamanen und Medizinmänner besitzen ebenfalls weitreichende Kenntnisse über Heilsubstanzen und deren Anwendung. Wie die Apotheker oder Heilpflanzenkundler sind auch sie Erben einer langen Tradition. Ihr Umgang mit Kräutern setzt jedoch eine gewisse seherische Fähigkeit voraus. Durch Träume, Trance oder andere bewußtseinsverändernde Zustände sind sie in der Lage, die »unsichtbare« Welt der Götter und Pflanzengeister zu besuchen, um dort Heilgeheimnisse kennenzulernen. Während ihr Körper in der sichtbaren Welt verweilt, wandern sie mit ihrem bewußten Selbst in weitentfernte Dimensionen. Dort suchen sie nach den Ursachen von Krankheiten und den geeigneten Heilpflanzen und -methoden, mit denen sie Angehörige ihres Volkes behandeln können.

Seherische Fähigkeiten

In Mittel- und Südamerika verwenden Schamanen viele Methoden, um solche Bewußtseinszustände zu erreichen. Sie kennen eine Vielzahl von Pflanzen, die sie einsetzen können, um Zugang zu dieser unsichtbaren, heiligen Welt zu erlangen. So benutzen z.B. peruanische Schamanen ein starkes Getränk, das sie aus der bewußtseinsverändernden Pflanze Ayahuasca – übersetzt bedeutet dies »Rebe der Seele« – zubereiten; sie werden daher Ayahuasqueros genannt.

Nehmen die Schamanen dieses Getränk zu sich, kommen sie mit den Geistern in Kontakt, sie versetzen sich in einen Zustand, in dem sie diese besser sehen und hören können. Die Ayahuasqueros behaupten, daß sie durch die Anwendung dieser Pflanze nicht nur ihr Wissen vervollständigen, sondern auch ihr Gedächtnis bezüglich vergessener, heiliger Geheimnisse verbessern und die Verbindung mit der Natur vertiefen. Sie erhalten auf diesem Weg Informationen, die es ihnen ermöglichen, Krankheiten zu erkennen und ganzheitlich zu behandeln.

Kontakt mit Geistern

Auch Experten schätzen diese Heiler aufgrund ihrer telepathischen und prophetischen Fähigkeiten sehr, aber auch wegen ihres umfangreichen Wissens sind sie hoch angesehen.

Curanderos und Hexen

Neben den hochspezialisierten Heilkundigen gibt es noch viele Volks-
heiler in Lateinamerika, die keiner besonderen Kategorie zuzurechnen
sind, sondern allgemeine Behandlungen vornehmen. Sie werden Cu-
randeros genannt, der Name leitet sich von dem Wort curare (übersetzt:
heilen) ab. Es handelt sich um Magier oder Hexen, die Heilmethoden
mit okkultem Wissen kombinieren. Oftmals sind es ältere Dorfbewoh-
ner, die diese Position besetzen, jeder kennt sie. Teilweise übernehmen
aber auch Nachkommen von traditionellen Heilern diese Aufgabe, sie
entwickeln neue Methoden, begründen Kulte und verbreiten Offen-
barungen.

*Magier und
Hexen*

Ihre Praxen befinden sich meist auf dem Land, nicht weit entfernt
von den Großstädten, oder sie leben in entlegenen Dörfern. Manchmal
findet man sie aber auch in den besseren Gegenden einer Großstadt,
wo wohlhabende Menschen wohnen.

Selbstverständlich gibt es auch Ärzte, Praxen und Krankenhäuser
wie wir sie kennen, in denen die neuesten, modernsten Heilmethoden und -mittel angewendet werden. Doch verschwimmen
die Grenzen zwischen den traditionellen Volksheilkünsten und
der Schulmedizin immer mehr. Die Ärzte interessieren sich für
die Methoden der Naturvölker, deren Heiler wiederum öffnen sich
für die schulmedizinischen Vorgehensweisen. Lapacho hat sich
zum Heilmittel zwischen diesen beiden Welten entwickelt, es wird
einerseits als Medikament akzeptiert und andererseits als Wundermittel betrachtet.

*Medizin
und Volks-
heilkunde*

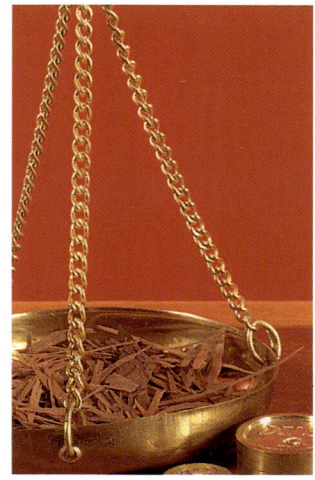

*Die Rinde des
Lapacho-Baums*

Geheimnisse der Naturvölker

Man benutzt Lapacho in Südamerika schon seit langer
Zeit zu medizinischen Zwecken. Angeblich bereiteten
schon die Inkas Tee, Tinkturen, Extrakte und Aufgüsse aus der Rinde und den Blättern dieses Baums
zu. Die Angehörigen dieses hochkultivierten India-
nerstamms bevölkerten ganz Südamerika, d.h. Süd-
kolumbien, Ecuador, Peru, Bolivien, Chile und den
Nordwesten Argentiniens. Sie entwickelten Bewäs-
serungsanlagen für den Ackerbau, bauten Straßen,
Webereien und Töpfereien. Außerdem fertigten sie
außergewöhnliche Goldschmiedearbeiten, wodurch

sie Berühmtheit erlangten. Genauso verfügten die Angehörigen dieses Sonnenkults über ein ausgeprägtes medizinisches Wissen, sie erfanden Behandlungsmethoden, die für ein sogenanntes »unzivilisiertes« Volk ausgesprochen präzise waren, und besaßen ein großes Wissen über naturheilkundliche Arzneimittel. Man geht davon aus, daß die **Azteken** Papianipanamacani, die kräuterkundigen Heiler der Azteken, die vom 13. bis zum 15. Jahrhundert in Mexiko lebten, auch die vielfältigen Wirkungsweisen von Lapacho kannten.

Indios   Die vielen Nachkommen der Inkas und Azteken, die Indianer des heutigen Südamerika, nutzten die Heilkräfte des Lapacho ebenfalls. Sie erbten das Wissen von ihren Vorfahren. Auch sie setzten die Rinde zur Linderung und Heilung von Verdauungsproblemen, rheumatischen Beschwerden, unterschiedlichen Schmerzzuständen, Tumoren, Blutkrankheiten und vielen anderen Erkrankungen ein.

Vielseitige   Neben der medizinischen Anwendung nutzten die Naturvölker das
Verwendung   kostbare Holz des Baums vielseitig. Sie verwendeten es zum Bau von Hütten und Booten, stellten daraus Werkzeuge, Schüsseln und Möbel her. Zudem schnitzten sie ihre Bögen aus diesem Holz, so entstand der Name »Pau d'arco« (übersetzt: Bogenholz).

> Es gibt viele verschiedene Arten von Lapachobäumen, die sich teilweise in ihrer Erscheinung, aber auch durch ihren Gehalt an Wirkstoffen unterscheiden. Leider war es nicht immer möglich zu erfahren, aus welcher Art die einzelnen Völker und Stämme ihre Medizin herstellten. Da sich die einzelnen Inhaltsstoffe jedoch im wesentlichen sehr ähneln, verzichten wir auf diese detaillierten Angaben. Vielmehr wollen wir im folgenden darstellen, welch vielfältige Anwendungsmöglichkeiten diese Heilpflanze bietet und wie sie genutzt wurde und wird.

Kallawaya   Lapacho wird von den Kallawaya schon seit langem eingesetzt, vor allem die Arten, die in den tropischen Gegenden von Bolivien gedeihen. Die Heilkundigen schälen die innere Rinde des Baums heraus und mischen sie mit anderen Heilpflanzen. Mit einem daraus gewonnenen Absud behandeln sie Leukämie und andere Formen von Krebs. Sie verabreichen ihn aber auch bei Gelbfieber, Malaria, Typhus und anderen schwerwiegenden fiebrigen Zuständen. Um Knochenbrüche und andere Verletzungen zu heilen, legen sie Umschläge auf, die sie aus der Rinde – kombiniert mit anderen Heilpflanzen – zubereiten.

Costa Rica   In Costa Rica bereitet man aus der Lapachorinde eine Art Tee zu, mit dem Erkältungen, Fieber, Kopfschmerzen und Verstopfungen bekämpft werden. Aus den Blüten, Blättern und Wurzeln des Baums brauen die Heiler einen Absud, der innerlich und äußerlich angewendet werden kann, um den Folgen von Schlangenbissen vorzubeugen.

In Panama behandelt man mit Lapachorinde Furunkel, Ruhr und Heiserkeit. Aber auch zur Heilung von Schnittwunden und vielen verschiedenen Hautproblemen verwendet man sie dort.

In Guatemala stellt man einen Absud aus der Rinde her und verabreicht sie Hunden, um diese damit vor Tollwutinfektionen zu schützen. **Guatemala**

In Kolumbien setzt man Lapachotee bei Halsproblemen, Fieber und zur Ausheilung von Magengeschwüren ein. In der Frauenheilkunde verwendet man die getrockneten Blüten und erzielt damit erstaunliche Erfolge bei der Regulierung der Menstruation und der dabei auftretenden Beschwerden. Auch hier besteht eine lange Tradition der volksmedizinischen Behandlung mit Lapacho. Man bekämpfte Krebs, und zwar hauptsächlich, wie in so vielen anderen Regionen, durch die Verabreichung von konzentriertem Lapachotee.

In Mexiko verwenden sie den Aufguß der inneren Rinde von Lapacho zusammen mit den Blättern, um hochfiebrige Zustände zu beseitigen. Den puren Rindentee nehmen sie bei aller Art von Schmerzzuständen ein, während der Tee aus der Wurzel als bestes Heilmittel gegen Blutarmut angesehen wird.

Bei den Huaxteken, einem mexikanischen Indiostamm, findet man **Huaxteken** ebenso viele interessante und traditionelle Verwendungen des Baums in der Volksmedizin. Aus der Rinde wird eine Spülung hergestellt, die bei Krebs in der Vagina und im Uterus eingesetzt wird. Mit dem Absud der Rinde säubern die Heilkundigen Verletzungen aller Art, er wird aber auch bei Geschwüren und als Teil der Behandlung verschiedener Krebserkrankungen getrunken. Bei allgemeinem Unwohlsein bereiten die Huaxteken ein Bad mit Lapachorinde zu, in das sie zusätzlich noch andere Heilpflanzen hineingeben.

Verschiedene Lapachoarten gedeihen auch in der gesamten Karibik- **Karibik** region, dort verwendet man seine Bestandteile ebenfalls traditionell in der Volksmedizin. Auf Andros, der größten Insel der Bahamas, stellt man eine Art Aphrodisiakum aus den Blüten her, das viele Männer bei Erschöpfung und anderen Schwächezuständen einnehmen. Diese Anwendung finden wir auch auf Trinidad, Tobago und Jamaica. In der gesamten Region werden die Blätter des Baums in Wasser gekocht, dieser Aufguß wird gegen Kopf- und Zahnschmerzen getrunken, aber auch bei Gonorrhoe verabreicht. Aus der Rinde bereiten sie sowohl Tee als auch ein Tonikum zu, hiermit stärken sie den gesamten Organismus.

Auf der Insel Curaçao trinkt man Tee aus den Lapachoblättern gegen Fischvergiftung. Auch hier kennt man die stärkende Wirkung des Tonikums aus Rinden und Blättern. Auf der Insel St. Kitts bekämpft man mit dem Absud von Rinden und Blättern Erkältungen.

Verschiedene Indiostämme in Venezuela kochen die Rinde zu Tee auf. Die Yanomami trinken ihn z.B. bei Magenschmerzen, die verschiedenste Ursachen haben. Die Warao behandeln mit dem Tee Durchfälle, Ruhr und Skorpionstiche.

Peru   Die Bora aus Peru verwenden die Rinde des Lapachobaums gegen schmerzhafte rheumatische und arthritische Zustände, aber auch bei Syphilis, bei Malaria und anderen fiebrigen Erkrankungen, bei Diabetes sowie bei Nieren-, Leber- und Gallenkrankheiten. Wie fast überall in Lateinamerika werden hier ebenfalls Krebs und krebsartige Tumoren mit dem Absud der Lapachorinde behandelt.

Die bereits erwähnten Ayahuasqueros schätzen den Lapacho darum, weil er ihrer Ansicht nach geheimes Wissen besitzt. Sie kombinieren die Rinde des Baums mit der Ayahuascapflanze, nehmen diese Mischung ein und befragen dann den Lapachobaum. Von ihm erwarten die Schamanen Auskünfte über Heilpflanzen, geheime Rituale und Diagnosemethoden.

Lapacho in der Medizin

Ebenso wie in den zuvor erwähnten Ländern verwendete man Bestandteile des Lapachobaums auch in Brasilien und Argentinien in der Volksmedizin. Bis zum Jahr 1967 wurde er jedoch nur von traditionellen Heilern, die mit ihm viele Krankheiten behandelten, beachtet. Dann kam die Wende, das öffentliche Interesse erwachte.

Brasilien

Im Frühling des Jahres 1967 berichtete die Zeitung »O'Cruzeiro« über einen Tee, den man aus der Rinde eines Baums (in Brasilien Pau d'arco **Aufsehen-** genannt) gebraut hatte. Angeblich konnte ein Mädchen durch das Trin- **erregende** ken dieses Tees von Krebs geheilt werden. Die Mediziner hatten bereits **Erfolge** aufgegeben, als dieses Mädchen von einem Mönch träumte, der ihr Gesundung versprach, wenn sie Lapachotee trinken würde. Sie folgte dem Rat ihres nächtlichen Besuchers und wurde gesund. Daraufhin folgten weitere Berichte, Interviews und Wundergeschichten – Lapacho erhielt den Ruf eines neues Zaubermittels, das angeblich alles heilt.

Kurz darauf stießen die Reporter auf Valter Accorsi, Professor für Botanik in Piracicaba. Dieser bekannte Heilkräuterkundler hatte die Rinde bereits an Tausende von Menschen kostenlos verteilt. Sein damaliges Wissen über Pau d'arco beruhte einzig auf Beobachtungen und

Gesprächen mit seinen Patienten, wissenschaftlich anerkannte Untersuchungen gab es noch nicht.

Er ging davon aus, daß Lapacho vor allem zwei Dinge auslöst: Zum einen wirkt er schmerzlindernd, zum anderen regt er die Produktion roter Blutkörperchen an. Aufgrund dieser beiden Eigenschaften nahm er an, daß man mit dem Tee aus der Rinde eine Vielzahl von Krankheiten ausheilen könnte, angefangen bei Diabetes bis hin zu Rheuma.

In den darauffolgenden Wochen belagerten Kranke die Hospitale von Saõ Paulo, alle wollten etwas von der Rinde. Die botanischen Gärten Brasiliens wurden verwüstet: Hunderte von Menschen hatten in der Hoffnung auf Heilung selbst die Rinde der Bäume heruntergeraspelt. Die Situation spitzte sich zu, weil die Presse immer mehr Wunderheilungen und Zeugnisse über die großen Erfolge durch die Behandlung mit Lapacho aufgriff und darüber berichtete. Vor allem die Meldungen bezüglich der Heilung von Krebs versetzten die Menschen in euphorische Stimmung. Unterstützende Interviews mit Ärzten und Informationen aus Patientenakten wurden veröffentlicht.

Verwüstung der botanischen Gärten

Inzwischen überzeugte das Wundermittel sogar einige Mediziner, sie forderten die sofortige Anerkennung des Lapacho als Arznei für etliche Krankheiten, insbesondere Diabetes. Den Schlagzeilen wie »Krebs heilbar!«, »Lapacho heilt alles« standen jedoch bald ganz andere gegenüber. Von Betrug war die Rede, man berichtete von Scharlatanen, die Holzspäne von gewöhnlichen Bäumen als Lapacho verkauften. Die entstandene Hoffnung schwand, Verwirrung machte sich breit.

Daraufhin wollte man die Wirkweisen von Lapacho wissenschaftlich erforschen, doch konnten keine Nachweise erbracht werden. Es fehlten Gelder und die entsprechende Ausrüstung, die Ergebnisse blieben unklar. Die Stimmen der Zweifler wurden immer lauter, während Ärzte und Patienten aufgrund falscher Anwendungen Enttäuschungen erlebten. Bis heute erreichte die Forschung in Brasilien nur wenig, und die Fragen, die man sich dort in den sechziger Jahren stellte, blieben bis heute unbeantwortet.

Argentinien

Die Euphorie in Brasilien bezüglich des Lapacho während der sechziger Jahre schwappte schon bald in das Nachbarland Argentinien hinüber. Die Zeitung »Ultima Linea« berichtete, daß die Baumrinde in Form von Tee, Extrakt und Salbe Krebs, Asthma, Leukämie und viele andere bisher schwierig zu behandelnde Krankheiten heilen könnte. Auch in Argentinien hatte sich ein hochangesehener Professor für Botanik bereits mit der Pflanze beschäftigt: Teodoro Meyer. Zusammen mit eini-

Das »Elixier«

gen anderen Biochemikern entwickelte er ein Extrakt – von ihm »Elixier« genannt – aus drei verschiedenen Lapachoarten. Er behandelte ebenfalls hauptsächlich krebskranke Menschen und beobachtete, daß sich deren teilweise fürchterlichen Schmerzzustände erleichtern ließen. Zudem verbesserte sich ihr Allgemeinbefinden deutlich.

Meyer suchte Unterstützung bei argentinischen Medizinern. Er schickte Ärzten die Rinde und den daraus zubereiteten Extrakt, damit diese die Anwendung testen konnten, und bat um Übermittlung der Ergebnisse. Doch auch seine Bemühungen, Forschungsgelder aufzutreiben und die Anerkennung von Lapacho als Arzneimittel zu erreichen, blieben vergeblich. Im Frühling des Jahres 1969 wurde die Anwendung **Verbot des** von Meyers Extrakt offiziell verboten. Selbst der Protest einiger Zeitun- **Extrakts** gen und von Teilen der Bevölkerung konnte dies nicht verhindern. Kurz darauf verstarb Meyer, bis heute kommt die Lapachoforschung in Argentinien nur schleppend voran.

Zusammenfassung

Lapacho wurde und wird in seinen verschiedenen Anwendungsformen in der lateinamerikanischen Naturheilkunde vor allem gegen Tumore, Krebs, Blutarmut und Menstruationsbeschwerden eingesetzt, daneben bei Gelbfieber, Malaria, Typhus und anderen fiebrigen Erkrankungen. Weitere Behandlungsbereiche stellen Knochenbrüche, Erkältungen, Verstopfungen, Kopfschmerzen, Schlangenbisse, Hauterkrankungen, Halsentzündungen, Magengeschwüre, Geschlechtskrankheiten, Skorpionstiche, Durchfälle und Nierenerkrankungen dar.

Von mächtigen Bäumen und betörenden Trompetenblüten

Das Aussehen, der Standort, die Farbe und Form ihrer Blüten, all das bezeichnet man als botanische Merkmale einer Pflanze. Anhand dieser lassen sich Rückschlüsse auf ihre Eigenschaften als Heilpflanze ziehen.

Doch da Bäume aus der Sicht der Naturvölker eine besondere Stellung einnehmen, beschäftigen wir uns vorab allgemein mit ihrer Rolle.

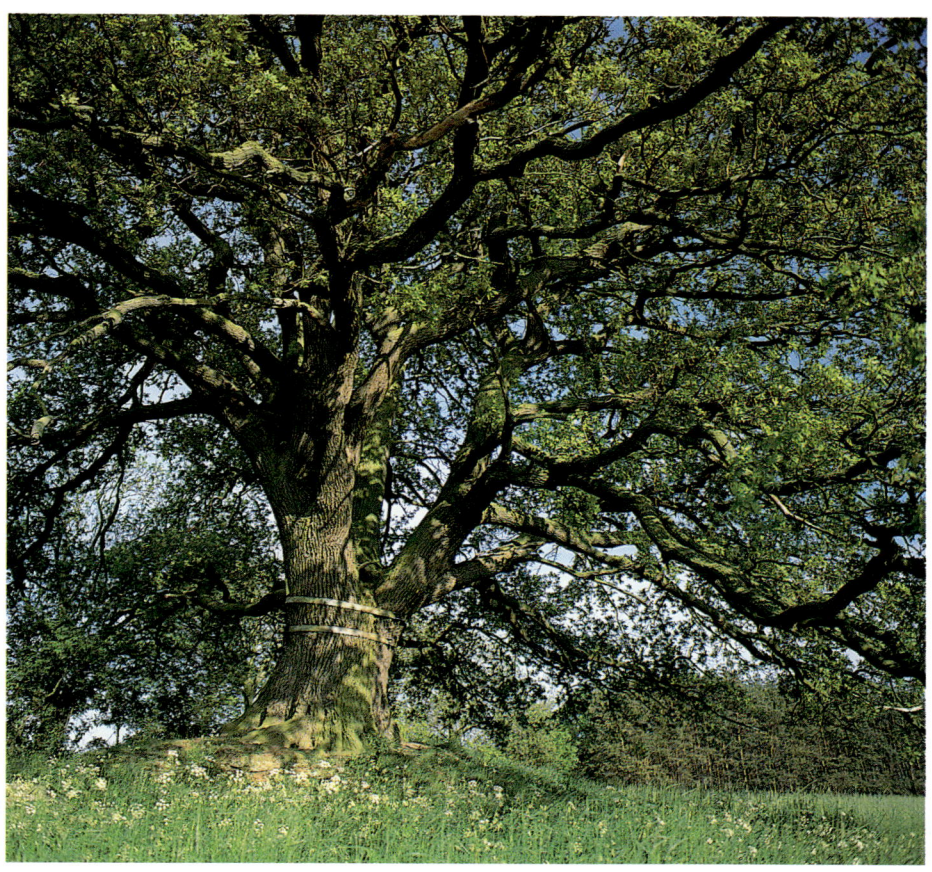

Bäume: die Brüder der Menschen

Kein Gewächs veranlaßt den Menschen zu größerer Bewunderung und Ehrfurcht als ein Baum. Er streckt seine langen Äste hoch in den Himmel, er vergräbt seine Wurzeln tief in der Erde, sein dicker Stamm, dem selbst starke Stürme nichts anhaben können, bildet den Inbegriff für Standfestigkeit.

»Bäume sind Gedichte, die die Erde in den Himmel schreibt«, so vermittelte Kahil Gibran seine Empfindungen.

»Bäume sind Gedichte«

Bäume ähneln dem Menschen stärker, als man zunächst annehmen möchte: Beide stehen aufrecht im Leben und besitzen tiefe Wurzeln. Der Mensch ist beweglich, daher geschieht die Nahrungsaufnahme und -verwertung durch seine Verdauungsorgane, die den Wurzeln gleichzusetzen sind. Sieht man es auf diese Weise, scheint es nicht verwunderlich, daß viele Naturvölker, wie z.B. die Maori in Neuseeland, den Baum als einen Verwandten betrachten. Nach ihrem Glauben wurden Menschen und Bäume von ein und demselben Gott gezeugt und sind somit Geschwister.

Schutz

Vielleicht fühlen wir uns deshalb zu Bäumen so sonderbar hingezogen: Sie geben uns Zuflucht. Bei Sturm bieten sie Schutz, bei Sonnenschein spenden sie kühlen Schatten, zudem sondern sie pflegende und heilende Substanzen ab (z.B. Birkenwasser für die Haare, Roßkastanien zur Behandlung von Venenproblemen oder Knospensekrete als Basis für Propolis). Auch Tiere, allen voran die Vögel, finden in ihnen Unterschlupf.

Hinzu kommt, daß der Mensch von den Bäumen lernen kann. Sie zeigen uns den Umgang mit dem Wandel der Zeit, das Aufblühen und Vergehen, das Ruhen und Wiederkommen, aber auch Geduld und Ausdauer. Bäume lehren uns einerseits, wie man an einem Ort Wurzeln schlägt und zum Himmel strebt, und andererseits, in der Gegenwart zu leben. Wer ihnen zuhört, kann in schweren, kummervollen Zeiten Trost erfahren. Die Indianer z.B. setzen sich vor einen Baum und meditieren, bis ihnen die Antwort auf eine zuvor gestellte Frage klar wird.

Buddha

Auch in der Mythologie taucht der Baum immer wieder auf: Buddha erlangte seine Erleuchtung unter einem Feigenbaum, wie erzählt wird. Die Druiden entwickelten das sogenannte Baumorakel, in dem sie jede dieser mächtigen Pflanzen mit ihren seelischen Heil- und Symbolkräften beschrieben. Sie zogen sie zur Deutung von Krankheiten, Problemen und Zukunftsaussichten heran. Die Eiche z. B. gilt als Symbol für Fruchtbarkeit und Kraft, die Birke steht für Neubeginn, der Weißdorn für Keuschheit.

Mystiker

Schon früh entdeckten Mystiker, Priester und Wahrsager in den Blättern und Zweigen Formen, aus denen sie Zeichen und Orakel entwickelten. Wenn man sich unter einen Baum stellt und dann nach oben schaut, befindet man sich plötzlich in einer Welt voller neuer Formen. Man erblickt ein Durcheinander von Ästen und Zweigen, das wie eine Geheimschrift am Himmel wirkt.

Selbst unsere Vorfahren kannten die besonderen Kräfte der Pflanzenriesen. Als Mittelpunkt ihrer Dörfer wählten sie prächtige Exemplare, feierten unter ihnen, berieten und richteten in ihrem Bannkreis. Die Autorin und Esoterikerin Mellie Uyldert erinnert in ihrem Buch »Verborgene Kräfte der Pflanzen« an einige alte Bräuche: »Zu allen Zeiten pflanzte man zu jedem neuen Bauernhof zwei Linden und hinten in den Hof einen Holunder. Bei den sächsischen Bauern wurde der Hof mit Eichen umgeben. Bei Krankheit, Geburtswehen oder Kummer suchte der Mensch den Baum auf und umschlang den Stamm. Dann fühlte man sich wundersam getröstet.« Ihrer Ansicht nach heilen Bäume nicht nur aufgrund ihrer Inhaltsstoffe oder ihrer eigenen Kraft, sondern auch durch die darin wohnenden Baumgeister, die die ganz individuellen Heilkräfte und Erscheinung eines Baums begründen.

Verborgene Kräfte

Baumgeister

Die verschiedensten Völker verwendeten zu allen Zeiten gewisse Baumarten, um einem heiligen Ort besondere Energien zu verleihen. So pflanzte man z.B. um die alten Tempel Chinas Gingkobäume, eine uralte Baumsorte, die Weisheit und Stille ausstrahlt. Die Chinesen glauben z.B., daß das Holz des Pfirsichbaums vor bösen Geistern, aber auch vor Blitz und Donner schützt. Deshalb schnitzten viele chinesische Dynastien ihr königliches Zepter aus Pfirsichholz und benutzten es dann, um Dämonen und Hexenflüche auszutreiben.

Naturvölker verwendeten verschiedene Baumhölzer, um Tempel oder Gemeinderäume zu bauen oder das Kanu des Häuptlings herzustellen. Gewisse Hölzer setzte man oft auch bei rituellen Zeremonien ein, ihnen wurden ganz besondere Eigenschaften zugesprochen.

Rituelle Zeremonien

Bäume inspirieren Künstler und Dichter schon seit Jahrtausenden. Sie wurden in jeder Epoche in allen Künsten thematisiert. Man sieht sie in der frühesten Landschaftsmalerei der antiken Welt, aber auch herrlich bunt bei den Expressionisten. Sie gelten als Pfeiler in der Natur und als Stütze der Menschen. Hermann Hesse schrieb über die Wirkung der Bäume auf den Menschen ein wunderschönes Gedicht:

»Ich bin zufrieden, bin versöhnt.
Geduldig meine Blätter treib ich.
Aus Ästen hundertmal zerspellt –
und allem Weh und Trotze bleib ich.«

Eine Pflanze – viele Namen

Es gibt kaum eine Heilpflanze, die so viele verschiedene Namen trägt wie der Lapacho. Das hat zum einen mit der Tatsache zu tun, daß der Baum in Mittel- und Südamerika weit verbreitet ist und in jedem Land anders genannt wurde. Auch die traditionellen indianischen Bezeichnungen sind in den Sprachgebrauch eingegangen. Zum anderen gehört er einer sehr großen Pflanzenfamilie an, deren unterschiedliche Gattungen ein wenig voneinander abweichen und daher verschiedene Namen tragen.

Indianische Bezeichnungen

Der Baum selbst wird außer in Europa auch noch in Paraguay und Argentinien Lapacho bzw. Lapacho rosado genannt. Dieser Name stammt wahrscheinlich vom spanischen »lapachar« ab, was soviel wie sumpfiges Land oder sehr feuchter Boden bedeutet. Es könnte aber auch sein, daß der Baum nach dem nordargentinischen See Lapacho benannt wurde. Obwohl die in Europa erhältliche Rinde aus Brasilien stammt, verwendet man hier diese Bezeichnung. In Brasilien selbst kennt man den Baum als Pau d'arco. Dies war ursprünglich der Name eines kleinen 1.500 Mann starken Indianerstammes in Brasilien. Ihre Schamanen waren hoch angesehen, weil sie angeblich mit Schlangen, Jaguaren und anderen Wesen kommunizieren konnten und dadurch über große Macht verfügten. Das Volk starb aus, weil sie den von Missionaren in das Land gebrachten Infektionskrankheiten nichts entgegenzusetzen hatten. Heute erinnert nur noch ein kleiner See im Staat Piauí in Nordbrasilien an diesen Stamm – und natürlich der Baum und die Baumrinde.

Pau d'arco

Lapacho heißt nicht immer Lapacho

Der Lapacho heißt in Brasilien Pau d'arco. Aber nicht nur dort nennt man ihn anders, auch in den restlichen süd- und mittelamerikanischen Ländern trägt er verschiedene Namen.

Mexiko: amapa, amapa prieta, amapa rosa, roble cinero, roble serrano, canafistula, canafistula cimarrona, canafistula bota, macuil, palo de cortez, rosa morada, ta-wi-yo

Guatemala: cortez colorado

El Salvador: cortez negro

Kolumbien: cañagnate morado, roble morado, polvillo

Venezuela: polvillo, araguaney poi

Surinam: groenhart

Brasilien: ipê roxo (portugiesisch: rote Rinde), ipê rosa, ipê preto, Ipê amarelo, pão d'arco, tauary do gapo, capitari, Pau d'arco

(Bogenholz), Pau de tamanco (Schuhholz, weil man Sohlen aus ihm herstellt)
Paraguay und Argentinien: lapacho, lopacho rosado, taiiy pichai
Peru: tahuari
Es folgen weitere Namen, auf die wir während unserer Recherchen stießen, die wir aber nicht örtlich zuordnen konnten: Taheebo, Flor amarillo, Tahuar, Peuva, Peuva roxa, Piuva, Queraiba, Upeuva. Die Liste ist sicher nicht vollständig.

Der offizielle botanische Name der bei uns käuflichen Lapachorinde lautet Tabebuia avellanedae, genauer Tabebuia avellanedae Lorentz ex Grieseb. Diese ist wiederum unter zwei weiteren lateinischen Namen bekannt: Tabebuia impetiginosa Martius ex A. P. de Candolle und Tabebuia ipé Mart. Wollte man eine Liste der lateinischen Namen aller Gattungen des Lapachobaums aufstellen, wäre diese sehr lange. Vom nördlichen Mexiko bis hin zu den Antillen kennt man ca. 100 verschiedene Tabebuia-Arten. Die meisten davon befinden sich auf Kuba und Hispaniola (Dominikanische Republik).

Offizieller Name: Tabebuia avellanedae

Da eine genaue Darstellung sehr umfangreich ausfiele und in diesem Zusammenhang wenig hilfreich scheint, stellen wir Ihnen einige der am meisten verbreiteten Arten vor:

Darstellung der Tabebuia impetiginosa

Tabebuia avellanedae bzw. impetiginosa: Sie wird hauptsächlich in Brasilien verwendet, ist aber auch in Europa erhältlich. Die Blüten sind meist purpur, treten aber auch pink, rot und violett auf.

Tabebuia serratifolia wird auch pão d'arco amarelo genannt. Auch sie setzt man in Brasilien zu medizinischen Zwecken ein, sie ist jedoch nicht so beliebt wie Tabebuia impetiginosa.

Tabebuia rosea wird auch roble colorado genannt. Man findet sie in Venezuela, in Ecuador und Teilen Mexikos. Ihre Blüten können blaßrosa oder purpurrot sein.

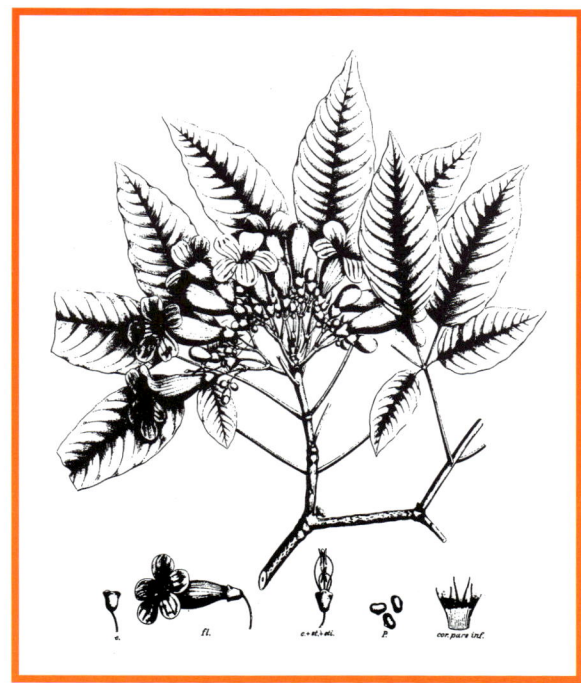

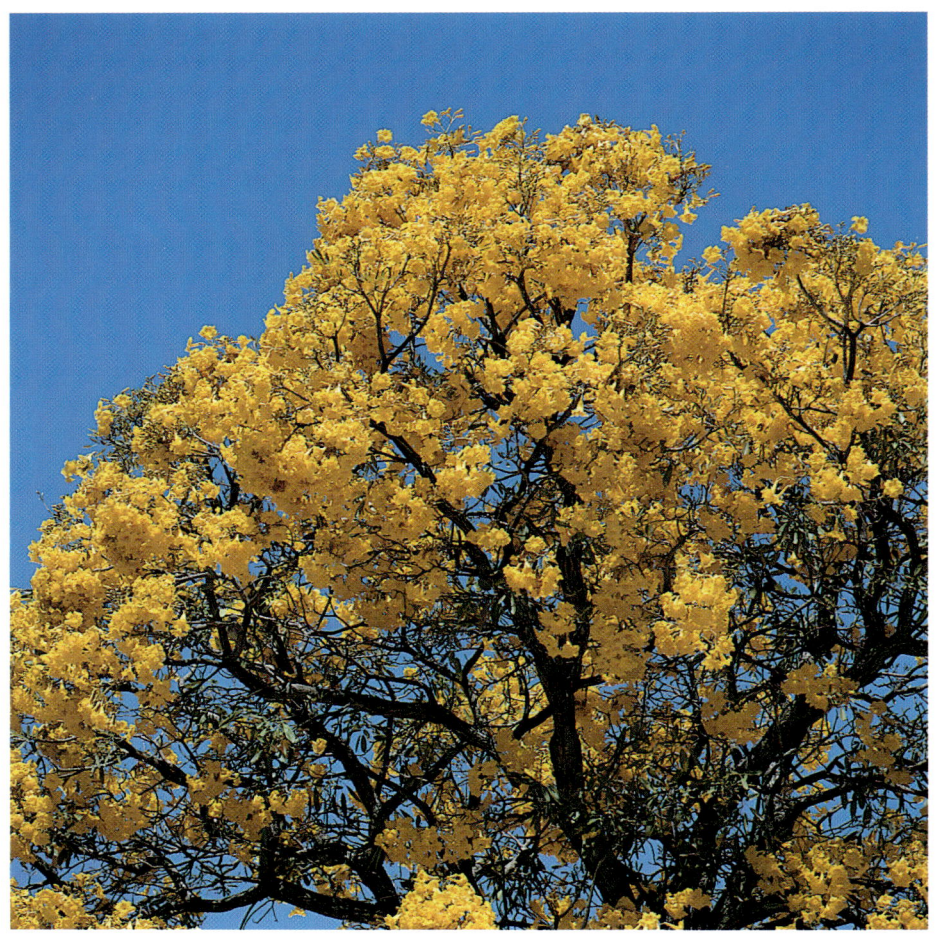

Tabebuia serratifolia

Tabebuia bahamensis findet man vornehmlich, wie der Name bereits erwarten läßt, auf den Bahamas. Die Blüten dieser Art haben die Farbe pink.

Tabebuia chrysantha besitzt gelbe Blüten. Diese Art wird vor allem von den Indios in Venezuela verwendet.

Tabebuia ochracea nennen die Heilkräuterkundigen in Peru auch palo santo. Hellbraune Blüten kennzeichnen diese Art.

Tabebuia heptaphylla wächst hauptsächlich entlang der Küsten Brasiliens. Ihre Blüten können unterschiedliche Farben aufweisen.

Der Name Tabebuia entstammt der Sprache der brasilianischen Tupi-Guarani-Indianer (Tabebuya) und bedeutet übersetzt Ameisenholz.

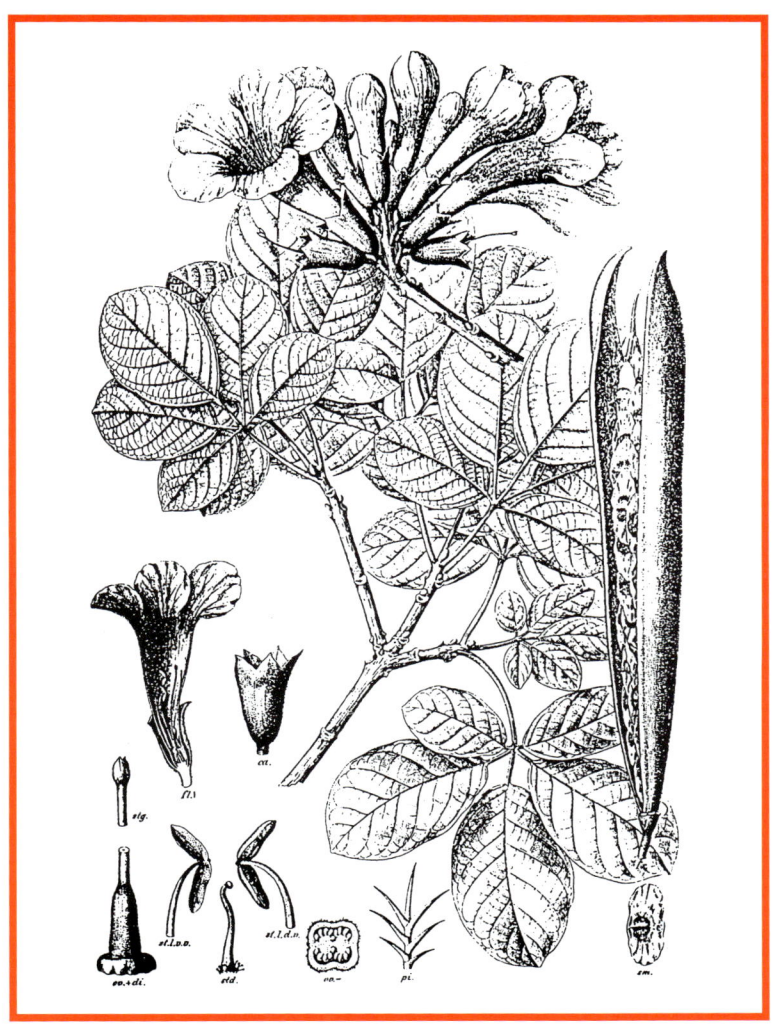

Darstellung der Tabebuia ochracea

Pflanzenfamilie

Der Lapacho gehört einer sehr großen und interessanten Pflanzenfamilie an, der Familie der Bignoniaceae. Zu ihr gehören zwei für medizinische Zwecke interessante Gattungen: die Bignonieae und die Tecomae. Die Familie der Bignoniaceae umfaßt ca. 113 Gattungen und über 800 Arten. Diese wachsen in tropischen Gebieten, nur wenige davon gedeihen in gemäßigten Klimazonen. Ca. 620 Arten, also etwa 78 Prozent, wachsen in Lateinamerika.

Familie der Bignoniaceae

Zu den Bignonieae zählt man die meist rankenden Lianen, die in den geschlossenen Wäldern Brasiliens vorkommen. Die Tecomae wachsen grundsätzlich zu sehr großen Bäumen heran, die eine Höhe von bis zu 30 Metern und mehr erreichen. Auf der Insel Kuba lassen sich mehr unterschiedliche Arten von ihr finden als irgendwo sonst auf der Welt. Die Tabebuiae treten als Unterart beider Gattungen auf. In Brasilien und Peru sind sie am stärksten verbreitet, weitere Arten gedeihen in Mexiko und überall in Mittel- und Südamerika.

Tabebuiabäume weisen sehr unterschiedliche Merkmale auf: Das Holz der Wurzeln einiger brasilianischer Arten ist so leicht und elastisch, daß es zur Herstellung von Bögen und Schuhsohlen verwendet wird. Das Wurzelholz anderer Arten der gleichen Gattung ist im Vergleich zu allen anderen Tropenhölzern fester und schwerer. Allgemein wird das Holz der Tabebuiae schon aus ökonomischen Gründen sehr **Bogenholz** geschätzt: Es zeichnet sich im Vergleich mit anderen Hölzern durch bessere Haltbarkeit und größere Widerstandsfähigkeit aus, zudem haben sich die meisten Arten als termitenresistent erwiesen. Als Beispiel dafür sei angeführt, daß Balken aus Tabebuiaholz, die vor 400 Jahren in Panama angefertigt wurden und seitdem den Elementen ausgesetzt waren, noch heute keine Anzeichen von Verfall zeigen.

Doch unterscheiden sich die Mitglieder der Pflanzenfamilie Bignoniacee nicht nur in der Beschaffenheit des Holzes, sondern auch durch ihre Blätter und Blüten. Dadurch sind die vielfältigen medizinischen Wirkungen und Anwendungsweisen des Lapacho begründet. Trotz allem zeichnen sie sich durch ein gemeinsames Merkmal aus: Sie weisen die gleiche Blütenform – röhren- oder trompetenförmig – auf. Ihre Farben variieren allerdings von pink oder purpur bis gelb und weiß, einige wachsen fleischig und dick, andere zierlicher und dünner.

Die schönen, auffallenden Blüten erfreuen sich in Lateinamerika **Blüten als** sehr großer Beliebtheit. In einigen Ländern benutzt man sie als Natio-**National-** nalsymbol: El Salvador verwendet die Blüte des Tabebuia rosea, Vene-**symbol** zuela die des Tabebuia billbergii, Brasilien die Tabebuia serratifolia, Ecuador Tabebuia chrysantha und Paraguay Tabebuia spp., also das Symbol für alle Tabebuiablüten. In Brasilien schmückt man große Hauptstraßen und Boulevards oft mit Tabebuia-Bäumen.

Auch die Samen der Pflanzen der Bignoniaceae sehen interessant und auffallend aus: Sie verfügen meist über zarte Flügel. Die Dicke, Größe und Beschaffenheit unterscheidet sich von Baum zu Baum. Die Samen der Tabebuiabäume werden vom Wind weitergetragen.

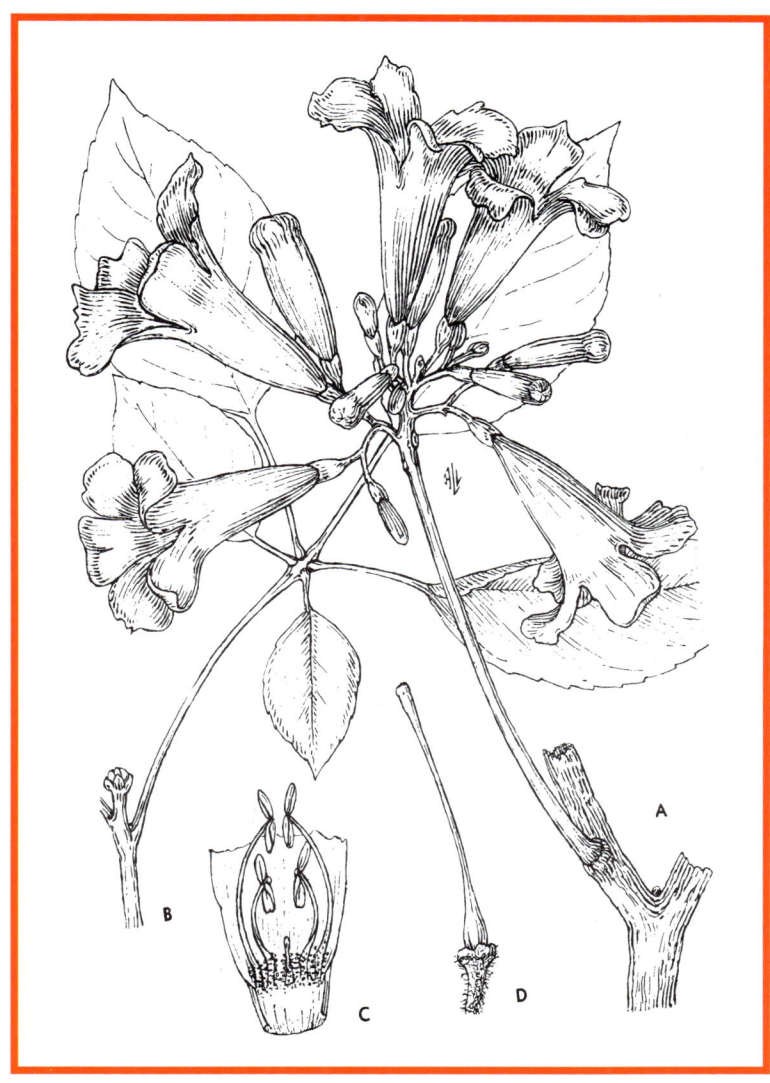

Darstellung der Tabebuia avellanedae Lor. ex. Griseb.

Pflanzenbeschreibung

Pau d'arco – der Lapachobaum, dessen Rinde bei uns zum Verkauf angeboten wird – wächst zu einem großen Baum von bis zu 25 Metern Höhe heran und kann bis zu 700 Jahre alt werden. Der Durchmesser der Stämme kann bei bis zu zwei Metern liegen. Die Rinde zeigt sich nach außen fast glatt und grau, die innere, auch Kortex genannt, färbt sich je nach Alter, Pflanzenstandort, Klima und Bodenbeschaffenheit rosa bis rotbraun. In Brasilien verwendet man die innere Rinde als Farbstoff.

Holz

Nach Angaben des berühmten Botanikers Dr. Alwyn Gentry, Kurator des Missouri Botanical Garden in St. Louis, verfügt der Lapachobaum über eines der härtesten, schwersten und ausgesprochen zähesten Hölzer aller neotropischen Bäume. Von daher eignet es sich vor allem für Bauteile, die hohen Belastungen ausgesetzt sind, wie z. B. Balken, die schweres Gewicht tragen müssen. So entstand wohl auch der Volksname »Ironwood« (übersetzt: eisernes Holz). Das Kernholz aus dem Inneren des Stamms ist darüber hinaus völlig resistent gegen Pilzbefall.

»Ironwood«

Außerdem zeichnet sich das Holz durch besondere Schönheit aus und wurde aus diesem Grund schon immer zur Anfertigung von Möbeln und Werkzeugen, zur Vertäfelung in edlen Villen oder zum Bau von Schiffen, Banken und Geschäften verwendet.

> In den Gefäßen des Holzes befindet sich der wohl kostbarste Inhaltsstoff, den der Lapacho für den medizinischen Bereich zu bieten hat: das Lapachol, eine kristallähnliche Substanz.

Blüten

Blütenpracht

Die Bäume erblühen in einer unglaublichen Pracht. Es wird erzählt, daß Theodore Roosevelt (Präsident der USA von 1901 – 1909) während eines Besuchs in Argentinien derartig von ihnen beeindruckt war, daß er Samen der Bäume mit nach Hause nahm und sie dort anpflanzte.

Blüten des Tabebuia chrysantha

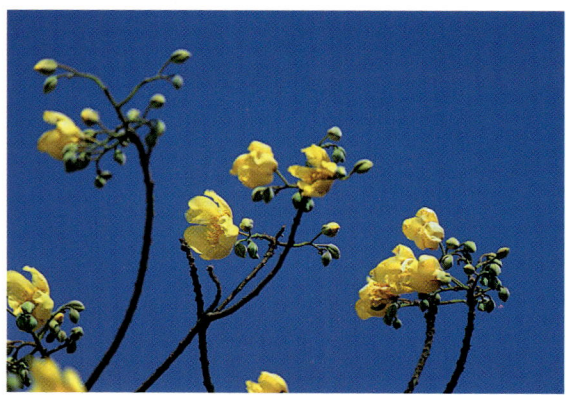

Die meisten Lapachobäume behalten ihre Blätter das ganze Jahr über, nur in Argentinien verliert die Tabebuia impetiginosa von Mai bis Juni die Blätter. Dafür zeigt sie dann bis August rosa und lilafarbene Blüten. Diese öffnen sich innerhalb eines Tages, verblühen allerdings nach ein paar Tagen schon wieder.

Anbau und Ernte

Der Lapachobaum ist zwar in den feuchttropischen Wäldern beheimatet, aber aufgrund seiner hohen Anpassungsfähigkeit wächst er überall in Süd- und Mittelamerika. Da die Nachfrage in den letzten Jahren extrem gestiegen ist (1988 verkaufte man Lapachorinde im Gegenwert von 200 Millionen Dollar!), hat man inzwischen Lapachoplantagen angelegt. Ein Baum braucht etwa 20 Jahre, bis er seine volle Größe erreicht, man kann aber bereits nach acht Jahren eine hochwertige Rinde ernten.

Hohe Anpassungs-fähigkeit

Die Indianer behaupten, daß man Rinde mit bester Qualität am frühen Morgen abraspeln sollte, möglichst bevor man etwas gegessen hat. Man schält sie von jener Seite des Baums, die von den ersten Sonnenstrahlen am Morgen berührt wurde. An dieser Stelle wächst sie dann auch wieder schnell nach.

Die Rinde, die wir heute kaufen können, wird allerdings längst nicht mehr von Hand geerntet, weil diese Art der Produktion zu wenig Profit abwirft. Heutzutage fällt man die Bäume, verarbeitet das Holz anderweitig und schält die komplette Rinde zum Verkauf ab.

Entgegen so mancher Produktinformation ist also die Ernte des Lapacho keineswegs unbedenklich. Ganz im Gegenteil: Dr. Alwyn Gentry stellte fest, daß die besonders kostbare Sorte tahuari in Peru z.B. schon komplett abgerodet wurde. Damit ging seine einzigartige Wirkstoffkombination dem Menschen für immer verloren.

Gefahr durch Ernte und Rodung

In Europa wird hauptsächlich die Rinde des Lapachobaums verwendet

Verwendung der Pflanzenteile

Die Naturvölker setzen alle Teile des Baums für die medizinische Anwendung ein, das Holz, die Rinde, aber auch die Blätter und Blüten. In Europa kommt bisher nur die innere Rinde in den Handel, neuerdings auch ein Produkt, das als Holz bezeichnet wird. Dies weckte unsere Aufmerksamkeit, enthält doch das Holz den größten Anteil an Lapachol, ein Wirkstoff, der im Kampf gegen Krebs hilfreich ist. Auf die Nachfrage beim Händler mußten wir allerdings enttäuscht zur Kenntnis nehmen, daß das Holz, das uns zum Kauf angeboten wurde, letztlich auch nur aus Rinde besteht, andererseits in der Rinde auch Holz enthalten ist, weil mit den modernen maschinellen Produktionsmethoden nicht so genau gearbeitet werden kann.

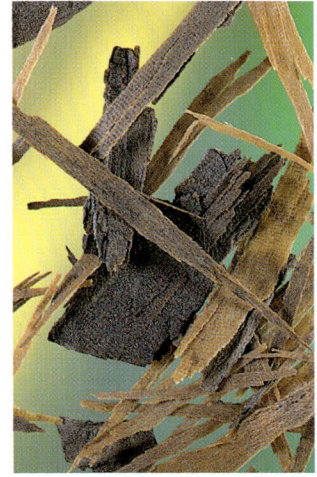

Funktion der Rinde   Die Rinde erfüllt eine sehr komplexe Funktion für jeden Baum. Die äußere bildet den ersten Schutzwall. Sie liegt auf dem Bildungsgewebe (Kambium), den Baumzellen, auf. In der inneren Rinde, die man auch Bast nennt, befinden sich die für den Baum lebensnotwendigen Leitungsbahnen (unseren Arterien ähnlich), in denen Nährstoffe sehr effizient und schnell von den Wurzeln zu den Blättern weitergeleitet werden. (Größere Bäume benötigen mehrere hundert Liter Wasser pro Tag!) Bisher konnte aber noch nicht herausgefunden werden, wie diese Transporte ablaufen. Da während jeder Wachstumsperiode der Baumumfang zunimmt, entfernen sich die Rindenzellen immer mehr vom Stammmittelpunkt und verbleiben am äußeren Rand der Rinde. So ist es verständlich, daß ein Baum sehr empfindlich auf eine Verletzung seiner Außenhaut reagiert. Sind größere Flächen davon betroffen, stirbt der Baum ab.

Wasserspeicher   In erster Linie hat die innere Rinde eines Baums also folgende Aufgaben: Sie speichert Wasser, transportiert Nährstoffe und entwickelt sich langsam, aber sicher zur äußeren Rinde, die den Baum schützt.

Geschmack

Mildes Aroma   Der Geschmack des Lapachotees wird meist als sehr angenehm empfunden. Er erinnert ein wenig an den rötlichen Rooibustee aus Südafrika, kombiniert mit einem Hauch von Vanille. Er fühlt sich mild auf der Zunge und im Magen an.

Qualität

Lapacho wird nur von wenigen Großimporteuren nach Deutschland eingeführt. Reformhäuser, Naturkost- und Teeläden geben normalerweise ihre Quellen an, wir mußten aber auch schon erleben, daß man uns in einem Kräuterladen die Auskunft über Herkunftsland und Importeur verweigerte. Darin sehen wir grundsätzlich ein schlechtes Zeichen. Ist die Rinde von guter Qualität, gibt es nichts zu verheimlichen.

Die erhältlichen Lapachorinden unterscheiden sich in Aussehen, Geschmack und Wirkung sehr. Da wir beobachteten, daß Menschen verschieden auf die einzelnen Sorten reagierten, fällt es schwer, Empfehlungen auszusprechen. Probieren Sie die Verträglichkeit an sich selbst aus und verwenden Sie verschiedene Produkte, bevor Sie sich für eines endgültig entscheiden.

Unterschiedliche Arten von Rinden

Laut Valter Accorsi, der in 20 Jahren viele verschiedene Sorten Lapacho zur Behandlung aller möglicher Krankheiten einsetzte, hat sich der lila blühende Baum aus der Gegend von Pernambuco oder Bahia in Brasilien als am besten erwiesen. Die gelbblütigen Sorten sah er dagegen als nicht so wirksam an. Diese Meinung wird auch von anderen vertreten.

Wir können beim Kauf also nur zur größten Vorsicht raten. Es ist bekannt, daß bestimmte Sorten aufgrund der hohen Nachfrage bereits derart abgeerntet wurden, daß man in Peru z. B. die kostbare tahuari-Rinde durch eine völlig artfremde Baumrinde substituiert, man verwendet dazu die des Cariniana.

Handelsformen

Die Lapachorinde wird vornehmlich grob geraspelt vertrieben. Aus ihr bereitet man Tee, Aufgüsse, Extrakte und vieles mehr selbst zu. Neuerdings ist er auch als fertiger Teebeutel und als Instanttee zu erwerben, ebenso in Form von Tabletten und mit Rindenpulver gefüllten Kapseln. Das angebliche Holz wird ebenfalls in diesen Formen verkauft. Zudem fanden wir ein Shampoo im Handel. Die Preise differieren von ca. sechs Mark bis zu zwölf Mark pro 100 Gramm.

Die Rinde muß an einem luftigen, kühlen und trockenen Ort und vor Sonneneinstrahlung geschützt aufbewahrt werden.

Lapacho unter dem Mikroskop: die Inhaltsstoffe

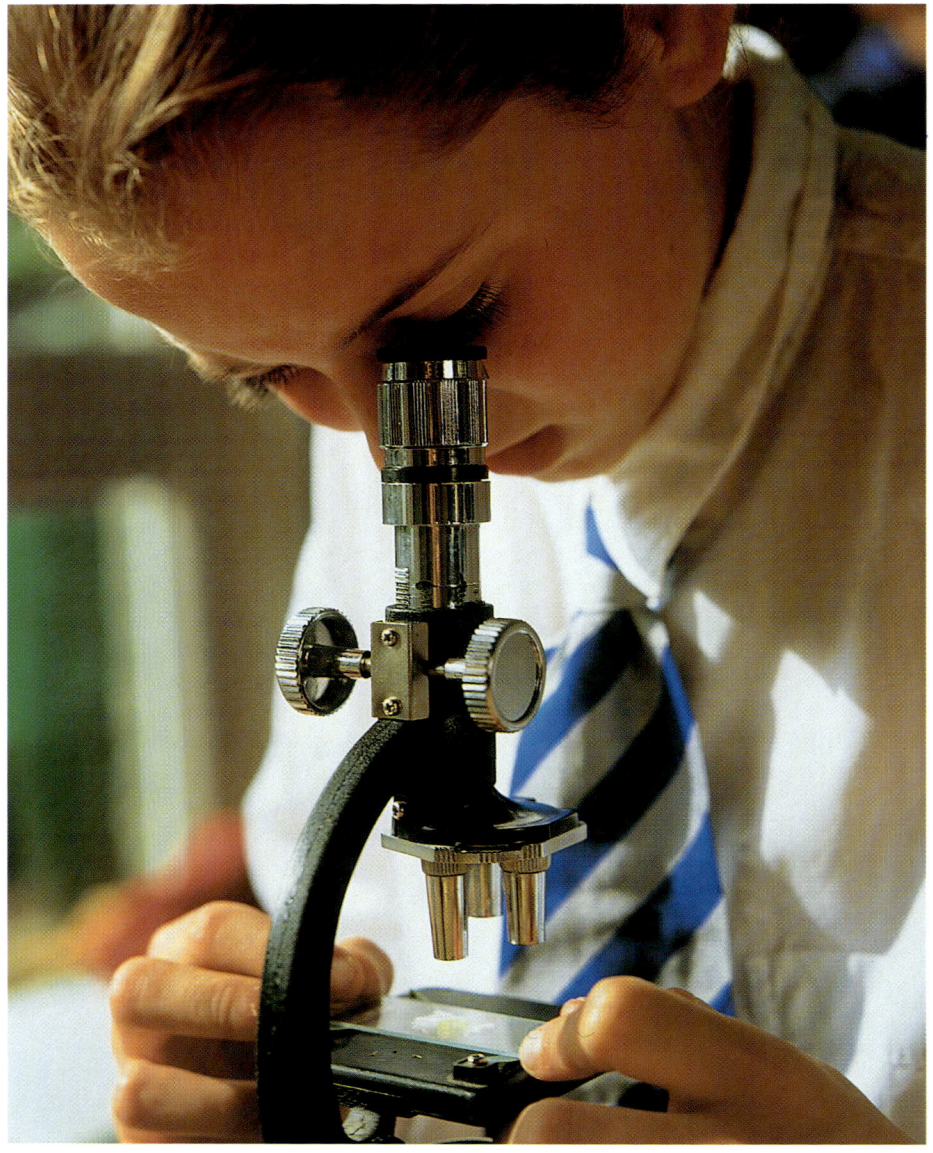

Sobald man in den sechziger Jahren von den Heilerfolgen der Lapachorinde hörte, widmete man sich der Erforschung dieser Holzpflanze. Warum trotz aller Heilungsberichte nicht mehr Geld investiert wurde, darüber kann man nur Spekulationen anstellen. Tatsache ist, daß man außer einigen wenigen, aber äußerst vielversprechenden Untersuchungen kaum wissenschaftliches Material über die Wirkung des Lapacho findet. Daher war es uns besonders wichtig, die bekannten Inhaltsstoffe und Wirkungsweisen detailliert darzustellen. Weiterführende Studien finden Sie im Literaturverzeichnis.

**Vielver-
sprechende
Studien**

Mineralien und Spurenelemente

Die Bedeutung von Mineralien und Spurenelementen für die reibungslose Funktion des menschlichen Organismus hat man erst im letzten Jahrzehnt entdeckt. Durch die modernen Auszugsverfahren und immer raffinierteren Methoden, mit denen Nahrungsmittel hergestellt und angebaut werden, laufen wir immer mehr Gefahr, uns nicht ausreichend mit diesen winzigen und doch lebensnotwendigen Stoffen zu versorgen.

Der Lapachotee enthält mehrere Mineralien und Spurenelemente: Eisen spielt bei der Blutbildung und der Sauerstoffversorgung des Gewebes eine entscheidende Rolle. Kalium benötigt der Körper für den Wasserstoffwechsel, Kalzium und Phosphor für den Aufbau und Erhalt von Knochen und Zähnen. Kupfer ist Bestandteil der in den Blutkörperchen enthaltenen Eiweiße, die vermutlich die Histaminaktivität beeinflussen. Dies könnte im Zusammenhang mit allergischen Reaktionen von Bedeutung sein. Magnesium befindet sich im Gewebe, es ist für die Speicherung von Kalziumphosphat wichtig und reguliert den Kalziumionenspiegel im Blut. Zudem steuern Magnesiumionen viele Funktionen in der Zelle. Zink wirkt beruhigend auf das zentrale Nervensystem und fördert die Wundheilung. Jod wird von der Schilddrüse gebraucht, eine unserer wichtigsten Hormondrüsen. Mangan steigert die Verwertbarkeit von Vitamin B1, ein Mangel führt zu verminderter Bildung von roten Blutkörperchen. Selen ist in den intrazellulären Enzymen enthalten und damit für den reibungslosen Ablauf der Prozesse innerhalb der Zellen wichtig. Außerdem bindet es freie Radikale, die die Zellen ansonsten schädigen würden. Weiterhin enthält Lapacho noch Natrium, Barium, Bor, Chrom, Gold, Kobalt und Silizium in Spuren.

**Eisen für die
Blutbildung**

**Bindung
von freien
Radikalen**

Flavonoide

Flavonoide gehören zu den sekundären Pflanzenstoffen und sind zuständig für die Färbung. Sie stärken einerseits die Blutgefäße, andererseits erhöhen sie deren Durchlässigkeit, was die Entwässerung verbessert. Von ihnen profitieren vor allem Menschen, die zu blauen Flecken neigen, unter Kapillarschwäche oder Bluthochdruck leiden. Die erhöhte Einnahme von Flavonoiden wirkt schmerzlindernd und beschleunigt die Wundheilung. Zudem besitzen sie die Fähigkeit, Schwermetalle zu binden, um diese für den menschlichen Organismus unschädlich zu machen.

Normalisierung der Vorgänge in den Zellen

Flavonoide normalisieren die Vorgänge innerhalb der Zellen bei chronischen Erkrankungen, sie verstärken die Wirkung so mancher Vitamine. Da der Körper nicht fähig ist, sie langfristig zu speichern, können sie auch bei übermäßiger Einnahme keine toxischen Störungen hervorrufen. Daher eignen sie sich gut zur Langzeitbehandlung und zur Vorbeugung.

Catechine

Catechine bilden eine Untergruppe der Flavonoide. Es handelt sich dabei um farblose wasserlösliche, kondensierte Tannine, die man vor allem in blühenden Holzpflanzen findet (in großen Mengen z. B. in der Ratanhiawurzel, einer rotblühenden Blume Perus, die man vor allem gegen innere und äußere Entzündungen und zur Blutstillung verwendet). Sie schützen Holz und Rinde vor Verwesung, Fäulnis und Infektionen. Im menschlichen Organismus wirken sie zusammenziehend,

Verbesserte Wundheilung

z. B. auf Gewebe, ähnlich wie die Tannine (Gerbstoffe). Besonders für die Wundheilung ist dies von höchstem Interesse. Catechine haben sich als eines der wirksamsten Flavonoide bei lokaler Anwendung auf der Haut erwiesen. Sie sind derart wirksam, daß sie selbst noch nach teilweiser Zersetzung etwaigen Kapillarschwächen und einer Schocksymptomatik entgegenwirken können.

Zudem schützen sie Leber, Nieren und Blutgefäße vor Arteriosklerose – sie wirken fünfmal stärker als Vitamin E. Diese Entdeckung macht sich die Pharmaindustrie zunutze und entwickelt catechinhaltige Medikamente zur Behandlung von Hepatitis.

Traditionell setzt man Catechine zur Behandlung von verschiedenen Geschwüren ein, aber auch bei Wunden und Entzündungen. In höheren Dosen verwendet man sie bei Tumoren und Zellmutationen. Sie senken den Cholesterinspiegel, wirken antibakteriell und werden aufgrund ihrer metallbindenden Fähigkeit zur Entgiftung und zur Ausleitung von Schwermetallen genutzt. Außerdem stillen sie Blutungen. Das extrahierte Öl besitzt eine UV-filternde Wirkung, vergleichbar mit starker Sonnencreme.

Quercitin

Diese weitere Untergruppe der Flavonoide erwies sich als eine stark entzündungshemmende Substanz, die lokal schmerzstillend wirkt. Sie macht einen Anteil von etwa 70 Prozent der Bioflavonoide in frischem Obst und Gemüse aus, sind aber auch in Tee, roten Rosen und in Stiefmütterchen enthalten.

Hemmungen von Entzündungen

Sie ähneln vom chemischen Aufbau her dem Histaminhemmer Chromolyn, der als Antiasthmatikum eingesetzt wird. Bemerkenswert ist, daß Quercitin auf Zellen, die Allergenen ausgesetzt sind, histaminhemmend wirkt, während es die unbetroffenen Zellen unbeeinflußt läßt.

Quercitine hemmen die Freisetzung von Acetylcholin, daher wirken sie ähnlich wie Morphine. Außerdem verdoppeln sie die Wirksamkeit eines Medikaments gegen Leukämie. Sie ließen sich daher hervorragend mit der Chemotherapie kombinieren. Die antitumorielle und antivirale Wirkung der Quercitine wird seit Jahren weltweit erforscht.

Kombination mit Chemotherapie

Kämpferol

Diese Substanz wirkt ähnlich wie Oleanolsäure, ihre Wirkweisen im Kampf gegen Krebs wird weiter erforscht. Außer im Lapacho kommen sie meist in Form von Glykosiden in zahlreichen anderen Pflanzen vor, z. B. in Sennesblättern.

Saponine

Die Bezeichnung Saponin ist eine Ableitung von »sapo« (übersetzt: Seife). Man nennt sie so, weil sie einen schäumenden Effekt haben. Ihr Anteil in flüssigen Nahrungsmitteln läßt sich feststellen, indem man diese schüttelt. Je mehr Schaum sich bildet, desto mehr Saponine sind enthalten. Auch sie zählen zu den sekundären Pflanzenstoffen.

Sie verfügen über eine starke fungizide Wirkung und können daher bei der Heilung sämtlicher Pilzerkrankungen eingesetzt werden. Sie steigern die Wirkung anderer Stoffe, da sie deren Löslichkeit erhöhen. Das bewirkt, daß diese leichter in den Organismus aufgenommen

Fungizide Wirkung

werden können. Besonders die schwerlöslichen Chinone, z.B. das Lapachol, die in Lapacho enthalten sind, werden so schneller verfügbar gemacht. Saponine verflüssigen Schleim, daher zeigen sie bei Husten und grippalen Infekten gute Wirkung. Gleichzeitig reizen sie die Schleimhaut und lösen so eine erhöhte oberflächliche Sekretion aus. Darüber hinaus senken sie den Cholesterinspiegel. Außerdem scheinen sie einen schwach antitumoriellen Effekt aufzuweisen.

Die Einnahme von zu großen Mengen an Saponinen führt zu Magenverstimmungen und Durchfall. Außerdem vermutet man negative Wechselwirkungen mit anderen Substanzen. Interessanterweise ist die Toleranzgrenze bei der Aufnahme der in Lapacho enthaltenen Saponinen sehr hoch, was nach Erkenntnissen von südamerikanischen Pharmakologen auf eine geringe Toxizität hindeutet.

Cumarine

Gerinnungs-hemmung Cumarine bewirken eine Gerinnungshemmung. Sie unterdrücken die Produktion von Vitamin K, das die einzelnen Gerinnungsfaktoren und ihr Zusammenwirken beeinflußt. Ihre Einnahme empfiehlt sich vor allem für Menschen, die unter Bluthochdruck, erhöhtem Herzinfarktrisiko und Neigung zu Arteriosklerose leiden, aber auch für die, die einer Risikogruppe angehören, z. B. Raucher oder fettleibige Menschen.

Tannine

Der Name Tannin leitet sich aus dem französischen »tanin« ab, übersetzt bedeutet dies Gerbstoff. Diese Substanz ist verwandt mit den Flavonoiden und schützt Pflanzen vor Schädlingen. Früher war es ein gebräuchliches Mittel gegen Durchfall. Allerdings lösen zu hohe Dosen einen abführenden Effekt aus.

Erhöhung der Widerstands-fähigkeit von Blutgefäßen Tannine fördern den Zellstoffwechsel und erhöhen die Widerstandsfähigkeit der Blutgefäße. Sie wirken zusammenziehend u.a. auf die Hals- und Mundschleimhäute, daher sind sie bei Husten und Heiserkeit hilfreich, aber auch bei Hämorrhoiden, Schnitt- und anderen Wunden sowie bei Hautausschlägen. Darüber hinaus hemmen sie Entzündungen, es sind z. B. Fälle bekannt, in denen sie sogar bei Verbrennungen dritten Grades eingesetzt wurden. Tanninhaltige Cremes schützen **Schutz der Haut** die Oberflächenstruktur der Haut vor Sonnenbrand. Außerdem haben sie einen schmerzlindernden Effekt, der bis zu drei Stunden anhält. Zudem sind sie fähig, freie Radikale zu binden, wodurch eine Schädigung von Zellen, und damit unter Umständen die Entstehung von Krebs, verhindert wird.

Tannine töten Bakterien ab, selbst Staphylokokken. Ihre Wirkung ist vergleichbar mit der des Antibiotika Streptomycin, sogar gegen Stämme, die eine Resistenz gegen Penicillin G entwickelt haben, zeigen sie Erfolge. Schwere Infektionen, die durch Candida albicans oder Escherichia coli ausgelöst wurden, vermag man mit ihrer Hilfe auszuheilen. Die Tanninsäure erwies sich, in Kombination mit anderen Wirkstoffen, als wirkungsvoll gegen Pilzinfektionen im Bereich von Zehen und Fingernägeln.

Peonidine

Diese Substanz bildet eine Untergruppe der Tannine, sie ist eng verwandt mit den Catechinen. Sie weist eine ähnlich antitumorielle Wirkung auf wie diese. Peonidine sind vor allem in den Blüten enthalten und treten in Farben von violett-blau bis rötlich-purpur auf. Besonders häufig findet man sie in den gelben Blüten des Pau d'arco, sie sind verantwortlich für die Färbung.

Lawsone und Juglone

Außerdem enthält Lapacho noch die Tannine Lawson und Juglon. Erstere bilden die färbenden Substanzen in Henna, zweitere bewirken die dunkelgelbliche bis braune Färbung von Haut und Wolle. In Kombination verhindern sie Hautschäden, die durch UV-Strahlen entstehen und gelten gleichzeitig als Selbstbräuner. Lawson verfügt außerdem über antibiotische Eigenschaften.

Selbstbräuner

Chinone

Chinone stellen eine Art Katalysator dar, den Tiere, Pflanzen und Mikroorganismen benötigen. Sie besitzen die Fähigkeit, Elektronen zu transportieren, daher sind sie von äußerster Wichtigkeit bei der Zellatmung. Viele Chinone wirken zudem schmerzlindernd und unterstützen das Immunsystem beim Kampf gegen Krebs, Parasiten und Malaria.

Katalysator

Aufgrund ihrer schlechten Löslichkeit kommen sie in anderen Tees kaum vor, es sei denn sie bilden mit anderen Stoffen eine Emulsion, z.B. mit Saponinen. Man gewinnt sie durch alkoholische Extraktion. In Lapacho dagegen sind viele Chinone enthalten, die ein breites Wirkungsspektrum aufweisen.

Lapachol

Das Chinon Lapachol bildet kleine gelbe, fast schillernde Kristalle aus, die sich vor allem im harten Holz des Baums finden (dort zu etwa drei bis vier Prozent enthalten). Obwohl es in der Rinde nur in Spuren nachweisbar ist, wollen wir es aufführen, weil man festgestellt hat, daß gerade die geringe Mengen davon das Abwehrsystem – speziell die Produktion von Fremdzellen vernichtenden Granolozyten – stärker stimulieren als hohe Dosen.

Stimulation des Abwehrsystems

Lapachol zählt man auch zu den biologisch aktiven Farbstoffen (Flavonoiden). Es wirkt zusammenziehend, ähnlich wie die Tannine. Darüber hinaus konnte man in Untersuchungen weitere Wirkweisen belegen: Es erwies sich z.B. bei der Behandlung von Syphilis als sehr wertvoll. Zudem verfügt es über virentötende Komponenten, die besonders gegen das Herpes-Simplex-Virus 1 und 2, gegen das Poliovirus des Typs 1 und gegen eine Vielzahl von Influenzaviren Erfolge zeigten. Dies wurde bisher allerdings nur im Labor erforscht, Untersuchungen mit Anwendungen an Patienten wurden bisher nicht vorgenommen. Es ist daher fraglich, ob diese Erkrankungen verhindert werden können.

Behandlung von Syphilis

Mit Lapachol bekämpft man Geschwüre im Verdauungstrakt, vor allem die durch Streß ausgelösten und durch die Einnahme von Aspirin verursachten. Dies wird dadurch bewirkt, daß Lapachol die überaktiven Immunzellen und die Produktion von Prostaglandinfettsäuren, die die Säuresekretion im Magen steuern, hemmt. Auf diese Weise verhindert es eine zu starke Produktion von Magensäure, die die Schleimhäute angreift. Es hat zudem extrem entzündungshemmende Eigenschaften, oral eingenommen wirkt es stärker als das chemische Produkt Phenylbutazon (in Butazolidin und Demoplas enthalten). Außerdem läßt es Schwellungen zurückgehen und beugt der Abszeßbildung vor, regt den Appetit an und hilft bei Anämie sowie bei Erkrankungen der inneren Organe.

Bekämpfung von Geschwüren

Lapachol kann bereits synthetisch hergestellt werden. An der Universität von Pernambuco in Recife, Brasilien, wird gerade ein lokal anwendbares Präparat gegen Entzündungen produziert.

Eine brasilianische Studie mit Krebskranken im Endstadium zeigte, daß mit Lapachol Schmerzen gelindert, teilweise sogar aufgehoben werden konnten. Bei fünf von acht Patienten bewirkte Lapachol einen

Schmerzlinderung

Rückgang von Nieren-, Mund- und Magenkarzinomen, drei dieser acht Patienten überlebten durch die Behandlung. Die Dosierung lag bei bis zu zwei Gramm pro Tag, die Behandlungsdauer belief sich auf mehrere Monate bis zwei Jahre.

Aufgrund dieser Ergebnisse begann das amerikanische National Cancer Institut in Maryland, USA, Lapachol zu erforschen. Sie brachen ihre Bemühungen aber schon nach fünf Tagen ab, da sie keinen Weg fanden, die Kristalle zu lösen und zu injizieren. Die in dieser kurzen Zeit erzielten Ergebnisse bewerteten sie negativ: Es ergab sich keine Besserung bei Leukämiekranken, im Gegenteil, der Zustand der Probanden verschlechterte sich teilweise durch die Verabreichung.

Einen weiteren Hinweis auf eine krebshemmende Wirkung des Lapachol gibt eine Studie, die bereits im Jahr 1985 durchgeführt wurde. Man entzog einer anderen Lapachoart, dem Pau de tamanco, Chinone und fand heraus, daß sie eine eindeutige Wirkung gegen Leukämie aufwiesen.

Kigelinone

In Lapacho sind außerdem noch Kigelinone enthalten. Auch diese Chinone wirken schwach immunstimulierend. Im Labor verlängerte ein Mischpräparat mit anderen Chinonen die Lebenszeit von Mäusen um 15 Prozent im Vergleich zur Restgruppe. Zusammen mit einem anderen Chinon erhöhte es die Aktivität von Granolozyten um 25 Prozent, in höheren Dosen die Lymphozytenvermehrung bis zu 40 Prozent. Dieses Chinon ließen sich japanische Forscher im Jahr 1988 patentieren, da sie davon ausgingen, daß es möglicherweise zur Behandlung von Leukämie und zur Verhinderung von Krebsneubildung einsetzbar und wirkungsvoll sei.

Japanische Forschung

Adriamycin

Diese Untergruppe hat sich zwar auch im Kampf gegen Krebsbildung bewährt, allerdings produziert sie freie Radikale, die Herz und Leber schädigen können. In Kombination mit der im Lapacho enthaltenen Oleanolsäure besteht jedoch keine Gefahr für den menschlichen Organismus.

Oleanolsäure

Der Name Oleanolsäure entstand, weil diese Substanz unter anderem auch in Olivenblättern enthalten ist. Sie erweckte große Aufmerksamkeit, weil sie durch ihre antitumoralen Eigenschaften in der Krebsprävention durch Nahrungsmittel eine Rolle spielen könnte.

Krebs-prävention

Bei Versuchen an Mäusen reduzierte sie die schädigende Wirkung von Kadmium. In China behandelte man bereits Hepatitispatienten mit Oleanolsäure, und es gibt Anzeichen dafür, daß sie Erfolge bei Arthritis zeigen könnte. Bei oraler Einnahme ruft es eine ebenso potente Wirkung wie Aspirin hervor.

Man beschäftigt sich schon seit dem Jahr 1983 mit der Oleanolsäure, nämlich seit man in Japan nach nichttoxischen Tumorhemmern in Nahrungsmitteln suchte. Es hat sich auch gezeigt, daß eine Vorbehandlung mit der Oleanolsäure die Schädigungen der Leber durch eine Chemotherapie drastisch reduzierte (um 90 Prozent). In der Nachbehandlung konnten die Schäden in 25 Prozent der Fälle wieder behoben werden. Dies ruft deshalb großes Interesse hervor, weil Gewebsschädigungen am Herzen und an der Leber, die während einer Chemotherapie entstehen, das Leben der Patienten gefährden. Lange Zeit ließ man während einer Chemotherapie die Einnahme antioxidierender Wirkstoffe wie Vitamin C oder E nicht zu, weil man befürchtete, damit die zelltötende Wirkung der Medikamente zu schwächen. Dies hat sich jedoch nicht bestätigt, daher eignet sich die Oleanolsäure zur Begleitung konventioneller Krebstherapien.

Reduktion der Folge-schäden von Chemo-therapien

Im Jahr 1977 gelang es Forschern, Leukämiezellen bei Mäusen mit Hilfe der Oleanolsäure in Granulozyten und Makrophagen zu verwandeln, beides Zellarten, die bei den Abwehrreaktionen des menschlichen Organismus eine wichtige Rolle spielen.

β-Lapachol

Im Holz des Lapachobaums sind zudem geringe Mengen von β-Lapachol enthalten. Auch diese Substanz wirkt schwach hemmend auf das Wachstum von Tumoren. Diese Substanz blockiert vermutlich die DNA von kranken Zellen und verhindert so die Produktion neuer HIV-Zellen. Es zeigt also eine ähnliche Wirkung wie die auf dem Markt befindlichen chemischen Produkte, jedoch ohne die teilweise schweren Nebenwirkungen hervorzurufen.

Blockade der Produktion kranker Zellen

β-Lapachol bewirkt eine Störung der Fähigkeit zur Selbstreparatur von Krebszellen, die z. B. durch Bestrahlung oder Medikamente beschädigt wurden. Auf diese Weise wird ein erneutes Aufflammen von

Krebs nach der Behandlung verhindert. Aufgrund dieser Effekte beschäftigt sich die Forschung derzeit mit diesem Stoff.

Andere Heilsubstanzen

Im Jahr 1989 beschrieb Bernhard Kreher in seiner Doktorarbeit weitere Verbindungen und Inhaltsstoffe, die er in verschiedenen immunologischen Tests untersuchte. Als Ergebnis schrieb er ihnen eine immunstimulierende Wirkung zu. Bei diesen Substanzen handelt es sich zum einen um zwei Naphthochinonderivate sowie um Dehydro-iso-alpha-lapachol, Veratrumsäure (131,2 Milligramm pro 100 Gramm Droge) und Veratrumaldehyd (31,1 Milligramm pro 100 Gramm Droge).

Immunologische Tests

6-Hydroxymellein

Außerdem wies Kreher 6-Hydroxymellein mit einem Gehalt von 6,7 Milligramm pro 100 Gramm Droge nach, eine Substanz, die Karotten bei längerer Lagerung bilden, um sich gegen Pilzbefall zu schützen. Dies könnte bedeuten, daß dieser Inhaltsstoff über eine antimykotische Wirkung verfügt.

Salicylsäure

Die Wirkung der Salicylsäure ist hinreichend bekannt, Aspirin besteht aus diesem Stoff. Sie aktiviert die Abwehrkräfte von Pflanzen und schützt sie so vor Infektionen. Zudem verdünnt sie das Blut und verfügt über eine fungizide, antibakterielle und entzündungshemmende Wirkung. Bevor man das Arzneimittel Aspirin entwickelte, setzte man Salicylsäure als Antiseptikum ein.

Blutverdünnende Wirkung

Wein, Wickel, Wasser: Umgang mit Lapacho

Großes Wirkungsspektrum

Obwohl es sich um ein mild wirkendes Heilmittel handelt, umfassen die Wirkweisen von Lapachorinde ein großes Spektrum. Sie haben bereits erfahren, welche Krankheiten und Verstimmungen die Naturvölker mit Lapacho lindern und heilen. Nun wollen wir dazu übergehen, Ihnen die unterschiedlichen Anwendungsformen, mit denen Sie unserer Meinung nach Symptome und Beschwerden behandeln können, vorzustellen.

Dazu gehören sowohl innere als auch äußerliche Methoden, die im Anwendungsteil immer wieder aufgegriffen werden. Sie sollten dieses Kapitel also sehr genau und gegebenenfalls auch mehrmals lesen und sich die verschiedenen Grundformen genau einprägen. Wir beschreiben die unterschiedlichen Zubereitungen und Maßnahmen wie Tee, Inhalation, Gurgelwasser, Räucherung, Einlauf und Wickel genau und geben jeweils das Grundrezept hierfür an. Sind Abwandlungen oder Erweiterungen bei einzelnen Behandlungen nötig, ergänzen wir diese an der jeweiligen Stelle. Doch vorab noch einige Tips zum Umgang mit Lapacho:

Allgemeine Tips

■ Wir wollen diesen Punkt besonders betonen: Wenn Sie Lapacho kaufen, dann am besten in einer Apotheke, einem Naturkostladen oder im Reformhaus. Erkundigen Sie sich, woher genau die Rinde stammt. Sie haben ein Recht darauf, dies zu erfahren!

Keine Aluminiumtöpfe

■ Egal für welche Art der Anwendung Sie die Rinde aufkochen, verwenden Sie dazu niemals Aluminiumtöpfe. Bewahren Sie den Aufguß nach dem Aufbrühen nicht in einem Plastikgefäß auf.

■ Wenden Sie Lapacho bei der Behandlung von konkreten Beschwerden einige Tage über das Abklingen der Symptome hinaus an, um sicherzustellen, daß kein Rückfall eintritt.

Reiner Arzneitee

■ Stellen Sie immer nur die momentan benötigte Menge an »Medizin« her, also eher kleinere Mengen, damit Sie sie stets frisch anwenden können. Entgegen der Meinung anderer Autoren empfehlen wir den Aufguß aus Lapachorinde nur als Arzneitee, der bewußt und begrenzt eingesetzt werden soll, und nicht als Genußtee.

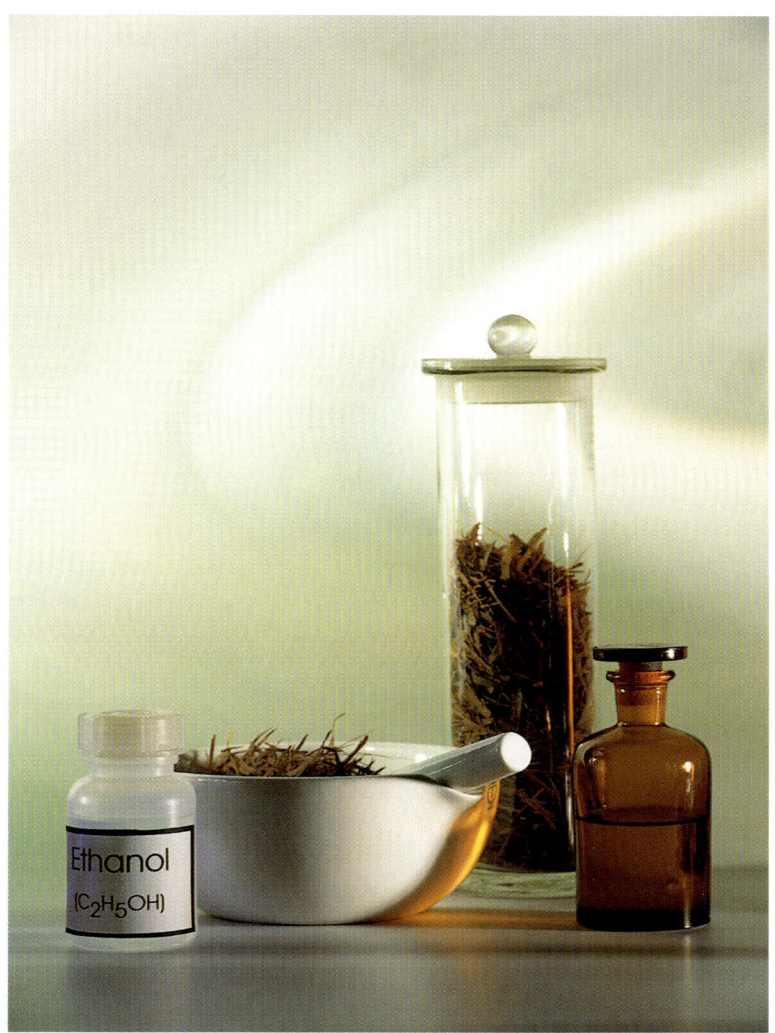

Menge

Halten Sie sich zumindest zu Beginn der Anwendung von Lapacho an die von uns empfohlenen Mengenangaben. Da er oft in grob geraspelter Form verkauft wird, ist eine genaue Mengeneinschätzung eher schwierig. Lassen Sie sich davon aber nicht zu sehr irritieren. Der Gehalt an Inhaltsstoffen variiert sowieso von Rinde zu Rinde, ganz genaue Abmessungen sind daher unmöglich.

Wir raten generell zu der Devise: Weniger ist mehr.

**Weniger
ist mehr**

Beobachten Sie sich selbst sehr genau, sobald Sie mit der Anwendung von Lapacho beginnen. Nur so können Sie feststellen, ob die jeweilige Teesorte für Sie geeignet ist und welche Mengen Sie einnehmen können. Sollten kleinere Anzeichen einer Unverträglichkeit auftreten, können Sie sich durch Verdünnung oder Verringerung der Dosis langsam an das vorgeschlagene Maß heranarbeiten und Ihren Körper an die Wirkstoffe von Lapacho gewöhnen.

Reaktion

Lapacho ist ein Naturheilmittel. Seine Inhaltsstoffe sind zwar sehr potent, doch darf man keine ähnliche Wirkung erwarten wie z.B. von einer Schmerztablette. Eine einmalige und kurzfristige Einnahme führt nicht unbedingt zu einer sofortigen Befindlichkeitsveränderung. **Geduld als Grundlage der Selbstbehandlung** Regelmäßige Anwendung, aber auch viel Geduld bilden die Grundlage für die Selbstbehandlung. Sollte sich zunächst nichts an Ihrem Krankheitsbild verändern, erhöhen Sie nicht einfach bedenkenlos die Dosierung, sondern führen Sie die Art der Anwendung mit gleicher Menge fort.

Erstverschlechterung Erschrecken Sie nicht, wenn sich durch die Einnahme des Tees die Symptome zunächst kurzfristig verschlechtern. Es handelt sich um eine gesunde Reaktion, die auf eine positive Wirkung von Lapacho hinweist. Vorangegangene Erkrankungen, die nie ganz auskuriert wurden, können unter Umständen wieder erscheinen. Außerdem ist es möglich, daß sich chronische Beschwerden in akute verwandeln, also z. B. eine verstopfte Nase in Schnupfen oder Kopfschmerz in eine Grippe etc. Dies deutet darauf hin, daß der Tee bereits heilend wirkt.

Zudem werden durch das Trinken von Lapachotee Giftstoffe, die schon längere Zeit in Ihrem Körper gespeichert waren, ausgeschwemmt: leichte Übelkeit, vorübergehende Magenbeschwerden, schlechter Atem, Kopfschmerzen, erhöhte Ausscheidung und Körpergeruch sind Anzeichen dieses Vorgangs.

Folgen

Machen Sie sich bewußt, daß ein Naturheilmittel wie Lapacho auf verschiedenen Ebenen wirkt. Es ist daher erforderlich, daß Sie sich genau beobachten. Unter Umständen verbessert sich Ihr Allgemeinbefinden dadurch, daß Lapacho entspannend und entgiftend wirkt, obwohl die Symptome der eigentlichen Beschwerden nicht sofort abklingen.

Genaue Selbstbeobachtung

Dauer

Aufgrund der milden Wirkung kann eine Behandlung mit Lapacho eine eher langwierige Angelegenheit werden, doch auch andere Methoden zeigen keine sofortigen Effekte. Es sind Fälle von Mykosen (durch Pilze hervorgerufene Krankheiten) bekannt, die ein Jahr und länger mit Lapacho behandelt werden mußten, bis die Symptome gänzlich beseitigt werden konnten. Bei schwerwiegenden Erkrankungen, wie z.B. Krebs und Leukämie, besteht daher die Möglichkeit, daß Lapacho für die restliche Lebenszeit eingenommen werden muß, um die Symptome unter Kontrolle zu halten und so die Wirkung von Lapacho zu nutzen.

Methoden

Tee

Hauptsächlich wird Lapacho in Form von Tee angewendet. Durch das Einnehmen gelangt er schnell in den gesamten Organismus (im Vergleich zur äußerlichen Anwendung) und besitzt daher das größte Wirkungsspektrum.

Als Tee bezeichnet man einen wäßrigen Auszug, der auch Ab- oder Auskochung bzw. Absud genannt wird. Abhängig davon, ob man für den Tee Blätter, Blüten, Wurzeln oder Rinde verwendet, muß man jeweils eine andere Art der Zubereitung wählen. Oftmals wird die frische Pflanze mit kaltem Wasser aufgesetzt, zum Kochen gebracht und anschließend ziehen gelassen, während man die zähen, harten Teile wie die Wurzeln sehr lange kocht.

Unterschiedliche Zubereitungsarten

Es ist also keineswegs gleichgültig, ob man die Rinde nur mit heißem Wasser übergießt und dann abseiht, ob man sie mit kaltem Wasser übergießt und dann aufkocht oder in kaltem Wasser ziehen läßt. Ebenso spielt die Kochzeit eine entscheidende Rolle. Diese Faktoren wirken maßgeblich auf den Geschmack und die Wirkung einer Heilpflanze ein, daher besteht eine Vielfalt an Kochmethoden bei den Naturvölkern. Wollen Sie einen Heilerfolg erzielen, folgen Sie also den Anweisungen möglichst genau, da ihnen die Rezepte der Naturvölker zugrunde liegen. Lassen Sie sich nicht aus Zeitmangel dazu verleiten, aufwendigere

Folgen Sie den Anweisungen!

Zubereitungsarten durch ein schnelles Aufkochen zu ersetzen. Sie werden vermutlich eine Enttäuschung erleben.

Grundrezept
1 gehäufter Eßlöffel (EL) geraspelte Lapachorinde
1 Liter (l) Wasser

■ Erhitzen Sie die Rinde und das kalte Wasser in einem Topf ohne Deckel bis zum Siedepunkt.
■ Kochen Sie diese Mischung zehn Minuten, schalten Sie den Herd aus und lassen Sie den Tee weitere zehn Minuten ziehen.
■ Seihen Sie ihn ab und lassen Sie ihn abkühlen.

Das amerikanische Rezept
2 gehäufte EL Lapachorinde
3/4 l Wasser

■ Bringen Sie das Wasser zum Kochen und schalten Sie den Herd sofort auf die niedrigste Hitzestufe zurück.
■ Geben Sie nun die Rinde dazu und lassen Sie diese 20 Minuten köcheln.
■ Seihen Sie den Tee ab und lassen Sie ihn abkühlen.

Ein brasilianisches Rezept
2 EL Lapachorinde
1/2 l Wasser

■ Geben Sie die Rinde in das kalte Wasser und kochen Sie sie 15 Minuten lang.
■ Seihen Sie den Tee ab und trinken Sie ihn heiß.

Rezept nach Teodoro Meyer
6 EL Lapachorinde
4 Tassen Wasser

■ Kochen Sie die Rinde im Wasser, bis sich die Flüssigkeitsmenge um ein Viertel reduziert hat.
■ Lassen Sie den Tee abkühlen, bevor Sie ihn abseihen.

■ *Temperatur*
Trinken Sie jeweils eine Tasse am Vormittag, am Mittag und vor dem Abendessen. Man kann den Tee kalt, warm oder heiß zu sich nehmen.

■ Zucker und Sahne

Der Tee verfügt über eine natürliche milde Süße. Kocht man ihn stärker auf (brasilianisches Rezept oder Rezept nach Teodoro Meyer), tritt der Geschmack der Bitter- und Gerbstoffe stärker hervor. Mit etwas Honig kann man das herbe Aroma mildern.

Sahne oder Milch gibt man nur hinzu, wenn man den Tee als Genußmittel trinkt. Dies verändert jedoch die Wirkung, allerdings ist noch nicht erforscht, auf welche Art. Für den medizinischen Gebrauch empfehlen wir unbedingt, den Tee pur einzunehmen.

Keinen Zucker hinzufügen!

■ Lapachokur

Während einer Reinigungskur trinkt man einen Liter Tee – zubereitet nach dem Grundrezept – pro Tag, und zwar einen Monat lang. Anschließend sollten Sie eine einwöchige Pause einlegen und danach die Kur wiederholen.

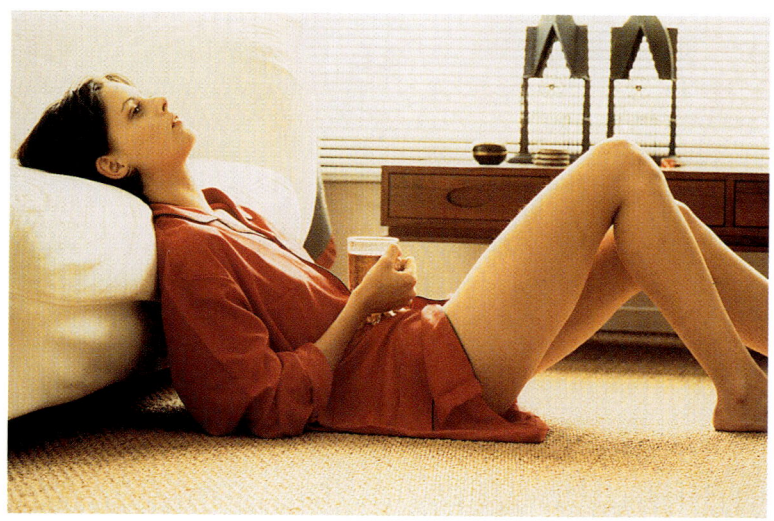

Energiereserven auftanken durch eine Teekur

Wollen Sie konkrete Beschwerden selbst behandeln, halten Sie sich an die Angaben im Anwendungsteil. Sollte dort Ihre gesundheitliche Verstimmung nicht aufgeführt sein, ist sowohl Ihre Intuition als auch Ihre Beobachtungsgabe und die Fähigkeit, die Reaktionen Ihres Körpers einzuschätzen, gefordert. Beginnen Sie auf jeden Fall immer mit dem Grundrezept, die Wirkung könnte stärker sein, als zunächst angenommen. Stellt sich nach zwei Wochen regelmäßiger Einnahme keine Veränderung ein und zeigen sich keine allergischen oder empfindlichen

Intuition und Beobachtungsgabe

Hautreaktionen, können Sie den Tee auch nach dem amerikanischen oder brasilianischen Rezept aufkochen.

Bei schwerwiegenden Krankheiten wie Leukämie oder Krebs sollten Sie von dem Rezept nach Teodore Meyer ausgehen und zusätzlich die Tinktur einnehmen. Reduzieren Sie die Dosierung erst dann, wenn sich eine deutliche Veränderung einstellt.

Tinktur

Konzentrier-ter Auszug

Der alkoholische Auszug einer Droge wird Tinktur genannt. Bereits die Naturvölker Lateinamerikas kannten die Möglichkeit, die Wirkstoffe einer Pflanze durch Alkohol zu entziehen; sie benutzen dazu z.B. Zuckerrohrschnaps. Eine Tinktur ist in der Regel sehr viel konzentrierter und gehaltvoller als ein Tee, die Wirkstoffe verteilen sich daher schneller im ganzen Organismus. Man setzt sie daher vor allem bei der Behandlung schwerer Krankheiten ein, wenn eine entsprechende Menge Tee nicht getrunken werden kann oder wenn rasche Hilfe nötig ist. Auch wenn Sie viel unterwegs sind, ist es wahrscheinlich unproblematischer, die Tinktur einzunehmen. Zudem gewinnt man durch das Extraktionsverfahren Farbstoffe und andere Wirkstoffe der Pflanze, die durch das Aufkochen mit Wasser nur in geringeren Mengen entzogen werden können. Hierdurch intensiviert sich die Wirkung des Extrakts zusätzlich.

Wie Sie bereits erfahren haben, schätzte man Tinkturen aus der Lapachorinde bereits in den sechziger Jahren in Südamerika sehr. Valter Accorsi empfahl die Einnahme bei Krebs, und zwar einen Teelöffel mit Wasser vermischt, alle drei Stunden.

> *Grundrezept*
> 250 Milliliter (ml) 70%igen Alkohol aus der Apotheke
> oder
> 250 ml hochprozentiger Wodka, Branntwein, Gin oder anderer neutralschmeckender Schnaps
> 5 EL Lapachorinde
> 1 Schraubglas

■ Sollten Sie gröbere Lapachorinde erstanden haben, zerschneiden Sie diese mit einer Schere so fein wie möglich. Sie können sie auch mit einer Kaffeemühle mahlen. So hat der Alkohol eine größere Angriffsfläche, der Extrakt wird gehaltvoller.
■ Füllen Sie den Alkohol und die Lapachorinde in das Glas und stellen Sie es an einen dunklen Ort.

■ Lassen Sie diese Mischung mindestens zwei Wochen ziehen, wobei Sie sie einmal täglich gut durchschütteln sollten.

■ Seihen Sie die Flüssigkeit dann durch ein feines Metall- oder Plastiksieb in eine dunkle Flasche, die möglichst mit einem Pipettenaufsatz versehen sein sollte.

■ Besteht eine Alkoholintoleranz, kann der Extrakt auch mit Apfelessig angesetzt werden.

> Tip: Nach einem alten Brauch setzt man die Tinktur am besten bei Neumond an und seiht sie bei Vollmond ab, um der Pflanze die stärksten Kräfte zu entziehen.

Arzneiwein

Der Arzneiwein ist eine weniger kräftige Variante des Extrakts. Er ist in der Volksmedizin auf der ganzen Welt bekannt. Viele Naturvölker ließen Heilpflanzen zu alkoholischen Getränken vergären. Schon vor der Ankunft der Europäer wendeten die südamerikanischen Indios diese Methode an. Für das folgende Rezept muß der Lapacho nicht vergoren werden – der Wein ist jedoch trotzdem sehr wirksam.

Kräftige Variante

> *Grundrezept*
> 1 Flasche Weißwein (nicht zu trockener Riesling oder Silvaner)
> 5 gehäufte EL Lapachorinde
> 2 EL Zucker

■ Verwenden Sie auch hierfür feingeraspelte Lapachorinde, um dem Wein eine größere Angriffsfläche zu bieten.

■ Geben Sie diese dann mit dem Wein und dem Zucker in eine verschließbare Flasche und schütteln Sie die Mischung gut durch.

■ Lassen Sie den Wein mindestens zwei Wochen an einem kühlen Ort ziehen. Vergessen Sie nicht, ihn hin und wieder zu schütteln.

■ Seihen Sie dann die Rinde ab und bewahren Sie den Wein an einem kühlen und lichtgeschützten Ort auf. Beachten Sie aber, daß der Wein sich aufgrund seines niedrigen Alkoholgehalts nicht so lange hält wie der Extrakt.

Sirup

Man kann Lapacho auch zu einem Sirup aufkochen. Dieser eignet sich vor allem zur Behandlung von Erkrankungen im Mund- und Rachenraum sowie bei Magenbeschwerden, aber auch für Kinder, die eher ihn als die bitteren Heilpflanzenextrakte annehmen. Anders als der Tee oder der alkoholische Extrakt überzieht er aufgrund seiner dickflüssigen Konsistenz die Schleimhäute und schützt sie so.

Aus der Heilkunde der Naturvölker Südamerikas ist bekannt, daß sie Pflanzensäfte sehr oft zu dickflüssigen Sirups eingekocht haben. Zur Verdickung kochten sie Zuckerrohr oder süßschmeckende Blätter wie Stevia, das brasilianische Süßkraut, mit.

Grundrezept
500 ml Wasser
2 gehäufte EL Lapachorinde
1 EL Glyzerin
2 EL flüssiger kaltgeschleuderter Honig

■ Kochen Sie die Lapachorinde im Wasser auf und lassen Sie die Flüssigkeit dann bei kleiner Flamme auf die Hälfte einkochen.
■ Seihen Sie den konzentrierten Tee durch ein Metall- oder hitzebeständiges Plastiksieb ab, solange er noch warm, aber nicht mehr heiß ist.
■ Rühren Sie den Honig und das Glyzerin ein.
■ Lassen Sie den Sirup ganz abkühlen und bewahren Sie ihn dann im Kühlschrank auf; er ist etwa zwei Wochen haltbar.

Einreibung

Eine Einreibung wendet man, wie der Name schon sagt, äußerlich an. Wie für die Tinktur oder den Arzneiwein werden auch hier der Pflanze die Wirkstoffe mit Hilfe von Alkohol langsam entzogen und konzentriert. Allerdings gibt man noch andere Heilkräuter hinzu, die die Einreibung hautverträglicher machen. Sie zieht schnell in die Haut ein und regt deren Stoffwechsel an.

Grundrezept
250 ml 70%igen Alkohol
6 EL Lapachorinde
1 kleine Zimtstange
5 Gewürznelken

■ Schneiden Sie die Lapachorinde fein, sofern sie nicht schon passend geraspelt ist.
■ Geben Sie die Zutaten in eine Flasche oder ein Glas und verschließen Sie diese.

■ Schütteln Sie die Zutaten gut durch.
■ Lassen Sie diese Mischung mindestens zwei Wochen an einem kühlen Ort ziehen und schütteln Sie sie ab und zu.
■ Anschließend seihen Sie die Flüssigkeit ab. Bewahren Sie sie an einem kühlen Ort auf (aber nicht im Kühlschrank).

Massage- oder Heilöl

Schon die alten Ägypter und Griechen verwendeten Pflanzenöle bei Ritualen, ihnen wurde eine nahezu kultische Bedeutung beigemessen. So zählt der Einsatz von Massage-, Haut- und Heilölen zu den ältesten Anwendungsmethoden.

Pflanzenöle werden aus Samen und Früchten gewonnen, die neben ihren eigenen heilenden Inhaltsstoffen die Kraft der Sonne enthalten. Die Rinde dient als Kraftspeicher der Bäume. Eine Kombination aus hochwertigem Pflanzenöl und Rinde ist von daher besonders wirksam.

Kraftspeicher des Baums

> *Grundrezept*
> 250 ml Mandel- oder Olivenöl; wahlweise auch eine Mischung
> 5 gehäufte EL Lapachorinde
> 1 Kapsel Vitamin E
> Evtl. 5 Tropfen (Tr) ätherisches Patschuli- oder Orangenöl

■ Wärmen Sie das Pflanzenöl in einem Topf leicht an.
■ Geben Sie die Lapachorinde unter ständigem Rühren hinzu.
■ Das Gemisch lassen Sie eine Stunde lang bei konstanter, leichter Wärmezufuhr ziehen, wobei Sie es von Zeit zu Zeit umrühren sollten.
■ Nehmen Sie den Topf von der Herdplatte und lassen Sie das Öl abkühlen.
■ Seihen Sie es in eine dunkle verschließbare Flasche ab, solange es noch warm ist.
■ Geben Sie das Öl aus der Vitamin-E-Kapsel und das ätherische Öl hinzu, sobald das Heilöl völlig abgekühlt ist. Vermischen Sie alles durch kräftiges Schütteln.

Salbe

Eine Salbe besteht aus einer fetten Basis und Wirkstoffen. Sie wird dann verwendet, wenn die heilenden Komponenten von Kräutern über einen längeren Zeitraum auf die Haut oder das darunterliegende Gewebe einwirken sollen.

Verstärkte Wirkung

Die Verwendung von Salben findet man bei den Naturvölkern in Mittel- und Südamerika eher selten. In den meisten Fällen greifen diese zu »Natursalben«, den fetten, dickflüssigen oder klebrigen Frischpflanzenauszügen der Aloe, der Agave oder der Rizinussamen, die sie dann mit anderen Heilkräutern vermischen.

Grundrezept
250 ml Oliven- oder Sesamöl
5 gehäufte EL Lapachorinde
15 g Bienenwachs
2 Kapseln Vitamin E
2 Tr ätherisches Zitronenöl

■ Geben Sie das Öl in einen Topf und wärmen Sie es an.
■ Rühren Sie die Lapachorinde unter und lassen Sie das Gemisch etwa zwei Stunden bei geringer Wärmezufuhr ziehen.
■ Seihen Sie das noch heiße Öl in ein verschließbares, hitzebeständiges Gefäß ab und schmelzen Sie das Bienenwachs darin.
■ Rühren Sie das Vitamin E und das ätherische Öl in die warme, nicht mehr heiße (!) Salbe ein.
■ Nach dem Abkühlen sollte die Salbe eine cremige Konsistenz aufweisen.

Voll- und Teilbäder

Energie des Wassers

Zusätzlich zu den heilenden Eigenschaften der Baumrinde entwickelt sich beim Bad die Energie des Wassers. Vollbäder wirken reinigend und heilend auf die Haut und dienen der Entspannung. Darüber hinaus beeinflussen sie auch die Psyche und, durch die Aufnahme des Dampfes durch die Nase, letztlich den gesamten Organismus.

Teilbäder eignen sich zur Behandlung von bestimmten Hautpartien oder Körperteilen. Zudem können sie öfter durchgeführt werden als Ganzkörperbäder, da sie den Kreislauf nicht so sehr belasten.

Für ein Lapachobad kocht man einen sehr konzentrierten Absud auf und gibt diesen in das Badewasser.

Grundrezept Vollbad
1 l Wasser
8 – 10 EL Lapachorinde
1 EL Sahne
3 Tr Lavendelöl

■ Kochen Sie den Tee im Wasser langsam auf und reduzieren Sie die Flüssigkeit um etwa die Hälfte (ca. eine Stunde Kochzeit).

■ Seihen Sie dieses Gemisch ab.

■ Lassen Sie den Absud in das nicht zu heiße Badewasser (etwa 35 – 38°C) einlaufen.

■ Vermischen Sie nun das Lavendelöl mit der Sahne. Geben Sie dazu beide Komponenten in ein kleines Schraubglas, das Sie dann schließen und kräftig schütteln. Träufeln Sie diese Mischung in das Badewasser, dadurch wird die Hautverträglichkeit des Lapachobades erhöht. Das Lavendelöl wirkt zudem beruhigend auf den gesamten Organismus. Baden Sie nicht länger als 15 Minuten.

> *Grundrezept Teilbad*
> Kochen Sie das Wasser und die Lapachorinde im gleichen Verhältnis wie beim Vollbad auf und gehen Sie vor wie oben beschrieben.

Bei einem Teilbad können Sie auf die Zugabe von Sahne und ätherischen Ölen verzichten, außer Sie wollen eine bestimmte Wirkung erzielen. Die möglichen Kombinationen, die diesem Zweck dienen, finden Sie im Anwendungsteil.

Auch einzelne Körperteile sollten nie länger als 15 Minuten gebadet werden. Grundsätzlich empfiehlt es sich, immer beide Körperseiten gleich zu behandeln, um den Kreislauf nicht unnötig zu belasten. Wenn Sie beispielsweise den rechten Fuß baden, um Hornhaut aufzuweichen, behandeln Sie den linken ebenso, auch wenn es eigentlich nicht nötig ist.

Lapacho-wickel können auch vorbeugend angewandt werden

Wickel

Wickel unterscheiden sich von einer Kompresse dadurch, daß ein Körperteil mit mehreren Lagen umhüllt wird. Obwohl man mit ihnen auf die Haut und tieferliegende Körperregionen einwirken kann, z.B. auf Organe, Muskeln und Knochen, sind sie in der »modernen« Medizin völlig aus der Mode gekommen.

Außerdem kann ein Wickel ebenfalls kalt oder warm angewendet werden, wodurch man dem Körper Wärme entzieht oder zuführt und so die Durchblutung beeinflußt. Um die Temperatur zu verändern,

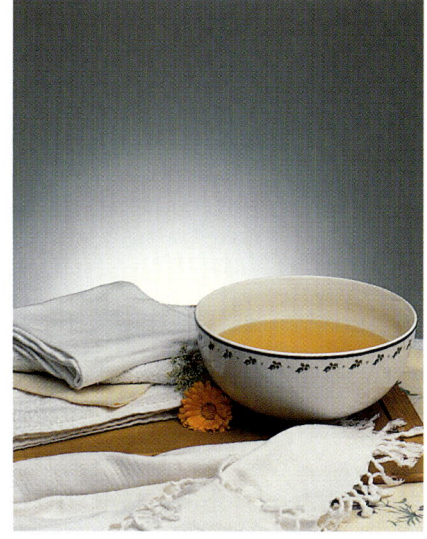

kann man eine Wärmflasche oder Kühlelemente benutzen, die man zusammen mit dem Wickel auf die betroffene Stelle legt. Verwendet man kalte Wickel, bewirkt man eine Durchblutungsverminderung und damit eine Gefäßverengung, mit warmen Wickel erreicht man eine Gefäßerweiterung und damit eine verbesserte Durchblutung. Wenn man die Blutzirkulation erhöht, werden zudem vermehrt Sauerstoff sowie Nähr- und Abwehrstoffe zu den Geweben und Organen transportiert und gleichzeitig die Ausscheidung von Schlackstoffen begünstigt.

Wickel regen zudem die Schweißproduktion an, wodurch Wasser, Salze und zahlreiche Stoffwechsel- und Abbauprodukte wie Harnstoff und Harnsäure schneller über die Haut ausgeschieden werden. Sie wirken demnach reinigend und entschlackend.

Durch Wärmebehandlung können Sie indirekt auf Organe einwirken, die über nervös-reflektorische Bahnen im Rückenmark mit bestimmten Hautpartien verbunden sind.

> Wickel bereiten zu jedem Zeitpunkt Wohlbefinden, daher eignen sie sich auch als vorbeugende Maßnahme. Wenn Sie wissen, daß Ihnen eine anstrengende Zeit bevorsteht, können Sie sich physisch vorbereiten und Ihre Kräfte aktivieren.

Lapachowickel
1 l Wasser
6 EL Lapachorinde
1 Tuch aus Naturstoff (etwas größer als der zu behandelnde Körperbereich)
1 Handtuch
1 Wärmflasche oder Kühlelemente (zur Regulierung der Temperatur)
1 großes Badetuch, ein Laken oder eine Decke
Sicherheitsnadeln oder zwei lange Gürtel z.B. aus Bademänteln

■ Bereiten Sie zuerst den Lapachoaufguß zu: Kochen Sie die Rinde in dem Wasser auf und lassen Sie die Flüssigkeit auf etwa die Hälfte einkochen (Kochzeit ca. eine Stunde).
■ Seihen Sie die Mischung ab.
■ Legen Sie die Tücher und die Wärmflasche bereit.
■ Begeben Sie sich nun in eine entspannte Lage, in der Sie mindestens eine Stunde oder länger verweilen können.
■ Falten Sie ein kleines Tuch (Handtuch, Waschlappen o.ä.) ein-, noch besser zweimal und tränken Sie es dann mit dem Lapachoaufguß. Wringen Sie es leicht aus, bevor Sie es auf die entsprechende Körperstelle legen.

- Darüber breiten Sie nun das trockene Handtuch aus.
- Bringen Sie dann die Wärme- oder Kältequelle auf. Falls die Temperatur für Sie nicht angenehm ist, regulieren Sie sie nach.
- Wickeln Sie nun das große Badetuch, das Laken oder die Decke um die bisherigen Auflagen herum. Stecken oder binden Sie diese letzte Schicht fest. Sie sollte eng anliegen, jedoch ohne einzuengen oder gar die Durchblutung zu behindern.
- Legen Sie sich bequem hin und entspannen Sie sich.

Temperatur sollte angemessen sein!

Kompresse

Mit einer Kompresse kann man gezielt einzelne Körperregionen behandeln. Dazu taucht man ein Stück Stoff, z.B. einen Waschlappen oder ein Baumwolltuch, in die Lapacholösung (s. Wickel) und legt es auf die Haut. So dringen die Wirkstoffe besser in die Haut ein, als wenn man sie lediglich einreiben würde. Zudem schützt eine Kompresse die betroffene Hautpartie, da diese abgedeckt ist.

Gezielte Behandlung

Eine zusätzliche Wirkung kann man durch das Temperieren der Auflage erreichen. Dazu taucht man die Kompresse je nach Bedarf in kalte oder heiße Lapacholösung. Auf diese Weise behandelt man z.B. Ausschläge oder von Insekten zerstochene Hautpartien.

Inhalation

Eine weitere Anwendungsmöglichkeit stellt die Inhalation von Wasserdampf dar. Sie eignet sich vor allem bei Beschwerden im Bereich der Atemwege und für das Gesicht. Es wird berichtet, daß Patienten mit Lungenemphysem durch eine solche Inhalation Linderung erfuhren. Die Indianer in Südamerika haben bereits vor einigen tausend Jahren entdeckt, daß viele Heilpflanzen besser wirken, wenn sie über die Schleimhäute des Nasenrachenraums aufgenommen werden. Deshalb spielen auch die im Schamanismus oftmals verwendeten Schnupfpulver eine wichtige Rolle.

Aufnahme der Wirkstoffe über die Nase

Grundrezept
1 l Wasser
5 EL Lapachorinde
1 große vorgewärmte Schüssel
1 großes Handtuch

■ Bereiten Sie zuerst wieder einen starken Aufguß zu, indem Sie die Rinde im Wasser ca. eine Stunde lang kochen und so die Flüssigkeit auf die Hälfte reduzieren.

■ Der heiße Lapachoaufguß wird dann in die vorgewärmte Schüssel, in die Sie bereits ein Liter kochendes Wasser gegeben haben, geschüttet.

■ Legen Sie sich das große Tuch über den Kopf, neigen Sie sich über die Schüssel und inhalieren Sie tief.

Die Inhalationen kann man je nach erwünschter Wirkung mit ätherischen Ölen versetzen und so verstärken. Welche Öle sich für welche Beschwerden eignen, erfahren Sie im Anwendungsteil.

Einlauf

Einläufe werden heutzutage in der Medizin kaum noch angewendet, mit ihnen werden lediglich Verstopfungen behoben. Dabei zeigen sie auch bei anderen Beschwerden positive Wirkungen. Richtig angewendet helfen sie gegen Nervosität, Kopf- und Gliederschmerzen, bei Schmerzzuständen (vor allem bei chronischen). Zudem leiten sie Schleim aus dem Körper, reinigen über den Darm auch den restlichen Organismus, verbessern die Resorption und stimulieren das Immunsystem. Kühlende (niemals kalte!) Einläufe empfehlen sich besonders bei fieberhaften Zuständen.

Reinigung des Organismus

Früher bei den Mayas und auch heute noch bei den Völkern der Andenregion waren und sind Einläufe, neben ihren medizinischen Verwendungen, auch Bestandteile bestimmter Riten. Ihnen schreibt man nicht nur eine reinigende Wirkung auf den Körper, sondern auch auf den Geist zu. Dazu werden u. a. Chilipfeffer, Maté und Tabak, aber auch Rauschpflanzen wie Peyote verwendet, die zu einem Einlauf verarbeitet werden.

> *Grundrezept*
> 1 1/2 – 2 l Wasser
> 6 EL Lapachorinde
> 1 EL Rizinus- oder 2 EL Sesamöl
> Einlaufbeutel

■ Kochen Sie die Lapachorinde mit dem Wasser zu einem konzentrierten Tee auf (etwa 15 Minuten). Nehmen Sie den Topf dann von der Herdplatte, und lassen Sie den Tee weiter ziehen, bis er auf Körpertemperatur (ca. 37 °C) abgekühlt ist (bei Fieber auf Zimmertemperatur (ca. 20 °C).

- Seihen Sie ihn ab und mischen Sie das Öl in den Absud.
- Geben Sie etwa die Hälfte dieser Mischung (maximal ein Liter) mit Hilfe eines Einlaufbeutels in den Darm.
- Rollen Sie sich dann vorsichtig zuerst auf die linke, dann auf die rechte Seite und anschließend auf den Rücken. Dadurch wird die Lösung im Darm verteilt und eine etwaige Verklebung aufgeweicht.
- Behalten Sie den Einlauf mindestens fünf Minuten im Darm, auf jeden Fall aber so lange wie möglich.
- Entleeren Sie den Darm auf der Toilette.
- Ruhen Sie sich danach aus.
- Wiederholen Sie den Einlauf gleich noch einmal, die Mischung reicht für zwei Anwendungen hintereinander.

Kräuterumschlag

Ein Kräuterumschlag besteht aus einer Auflage aus feuchten, feinge-hackten Kräutern, die zusätzlich erwärmt werden. Man legt ihn direkt auf die Haut, um Entzündungen und Hautausschläge zu lindern, Schwellungen zu bekämpfen oder um schlechtheilende Wunden zu behandeln. Durch Kräuterumschläge zieht man vor allem Giftstoffe aus der betroffenen Körperstelle, zudem wirken sie schmerzlindernd.

Schmerz-linderung

Diese Anwendungsmöglichkeit nutzt man schon genauso lang wie das Auflegen von frischen Blättern und anderen Pflanzenteilen auf die Haut. Die verwendeten Kräuter wurden vorher gekaut, also zerkleinert, um die Wirkstoffe durch die Enzyme im Speichel zu aktivieren. Diese Methode verwenden auch heute noch viele Naturvölker.

> *Grundrezept*
> 1 gehäufter EL Lapachorinde
> 1 EL warmes Wasser
> 1/4 – 1/2 TL Mehl

- Nehmen Sie feingeraspelte Rinde oder zerkleinern Sie gröber geraspelte für diese Anwendung.
- Geben Sie die Rinde in eine Tasse oder einen Becher und befeuchten Sie sie mit dem warmen Wasser.
- Lassen Sie sie 15 Minuten quellen.
- Geben Sie etwas von dem Mehl hinzu und zerdrücken Sie alle Zu-taten mit den Fingerspitzen, bis eine weiche, leicht klebrige Masse entsteht.
- Bringen Sie den Umschlag auf die betroffene Stelle auf und drücken Sie ihn fest.

■ Lassen Sie ihn mindestens eine halbe Stunde einwirken.

■ Wischen Sie die Kräutermischung danach ab, aber nicht mit Wasser oder gar Seife!

Gurgelwasser und Mundspülung

Auf die Pflege des Mund- und Rachenraums wird oftmals viel zuwenig Wert gelegt, und wenn, dann nur um Mundgeruch zu unterdrücken. Dazu verwendet man dann meist süß schmeckende und bunt gefärbte Mundwässer. Dabei besitzen Gurgelwässer und Mundspülungen nicht nur die Eigenschaft, Beschwerden in Mund und Rachen zu heilen, sie wirken auch vorbeugend gegen Zahnverfall, bakterielle Infektionen und Pilzbefall an den Schleimhäuten.

Vorbeugung gegen Erkrankungen im Mund- und Rachenraum

Die südamerikanischen Indios putzen sich seit jeher gründlich die Zähne mit Zweigen und Wurzeln gewisser Pflanzen; zudem kauen sie Blätter von Heilkräutern, um Zähne und Zahnfleisch zu kräftigen. So wirken die Inhaltsstoffe in den Pflanzensäften direkt auf die Mundschleimhaut. Zusätzlich verwenden sie Aufgüsse zur Mundspülung.

Bereiten Sie jeweils nur kleine Mengen nach folgendem Rezept immer frisch zu.

> *Grundrezept*
> 1/4 l Wasser
> 1 gehäufter EL Lapachorinde
> 1 EL getrocknete Pfefferminzblätter
> 1 TL getrockneter Thymian
> 1 kleines Stück ungespritzte Zitronenschale

■ Bringen Sie das Wasser zum Kochen und schalten Sie dann den Herd auf die niedrigste Hitzestufe zurück.

■ Geben Sie die Rinde hinzu und lassen Sie sie 20 Minuten köcheln.

■ Seihen Sie den Lapacho ab und lassen Sie den Absud etwas abkühlen.

■ Übergießen Sie dann die anderen Heilkräuter und die Zitronenschale mit der Flüssigkeit.

■ Lassen Sie diese Mischung zehn Minuten ziehen, seihen Sie sie ab und lassen Sie sie auf Zimmertemperatur abkühlen, bevor Sie sie zum ersten Mal benutzen.

Räucherung

Aus der Sicht der Indianer leben heilende Geister in den Pflanzen. Durch das Verbrennen bricht die Pflanzenhülle, der Geist wird befreit und steigt mit dem Rauch auf. Medizinmänner auf der ganzen Welt verwenden aromatische Hölzer, Blätter, Harze, Beeren und Blüten sowohl für rituelle Zwecke als auch für die Heilungen von Kranken: Salbei, Lorbeerblätter, Kiefernspitzen und Wacholderbeeren, aber auch das Harz aus dem Copal oder der Pinie. In Südamerika wird der Weihrauch »Placenta des Himmels« genannt, der Copal »Gehirn des Himmels«.

Natürlich werden genauso aromatische Rinden zur Räucherung benutzt, so auch der Lapacho. Er duftet mild und süß, seine Verbrennung erzeugt eine saubere, ruhige Atmosphäre. Daher eignet er sich gut dazu, Krankenzimmer auszuräuchern oder einen Raum vor einer Meditation zu reinigen.

Ruhige Atmosphäre

> *Grundrezept*
> Lapachorinde
> weitere Heilkräuter, wie z. B. Lavendelblüten, Wacholderbeeren, Lorbeerblätter, Kiefernadeln, Weihrauch etc.
> Räucherkohle (in esoterischen Buchläden erhältlich)

■ Nehmen Sie eine Schale und füllen Sie diese zur Wärmedämmung mit Sand.

■ Zünden Sie die Räucherkohle an und legen Sie sie in die Schale.

■ Da Sie die Rinde verräuchern und nicht verbrennen wollen, sollten Sie warten, bis die Kohle glüht (erkennbar an dem weißen Belag).

■ Konzentrieren Sie sich nun auf den Rauch. Geben Sie ihm ihre Probleme oder Wünsche mit, damit er sie von Ihnen wegträgt, oder nutzen Sie diesen Moment für eine Meditation.

■ Öffnen Sie danach die Fenster und lüften Sie den Raum gründlich durch.

Amulett

Amulette sind Anhänger, die mit einem besonderen Wirkstoff gefüllt sind. Dieser kann sich in einem Amulett, in einem Armband oder einem Gürtel befinden. Wichtig ist nur, daß es nah am Körper getragen wird, damit eine Energieübertragung stattfinden kann. Heilpflanzen wirken nicht nur auf den Körper des Menschen, sondern über ihre Ausstrahlung auch auf seine Seele. Zudem lösen ihre Düfte – das ist

Energieübertragung

aus der Aromatherapie bekannt – Emotionen aus und lenken das Bewußtsein.

Alle Naturvölker respektieren die Geister der Pflanzen und Bäume. Sie sind sich der Ausstrahlung von Heilpflanzen bewußt, deshalb tragen Schamanen meistens einen Medizinbeutel bei sich, der mit heiligen Natursubstanzen gefüllt ist: Dazu verwenden sie Steine, Pflanzenteile, Muscheln, Tierknochen usw. Sie lassen sich von ihnen begleiten, die Geister sind ihre Gehilfen. Und sehr oft werden dem Patienten Heilmittel in Form eines Amulettes verabreicht. Dieses soll ihn schützen, mit den jeweils zuständigen Pflanzengeistern in Kontakt bringen und schließlich heilen.

Wir haben bereits erwähnt, daß der Lapacho für die Ayahuasqueros eine Art Lehrer ist, er strahlt seine Weisheit aus und öffnet demjenigen, der zuhören kann, eine andere Welt. Auch Sie können die Kräfte des Lapacho nutzen, indem sie sich ein Amulett daraus basteln und bei sich tragen.

> *Grundrezept*
> Lapachorinde
> weitere heilende Substanzen, wie z. B. die im vorigen Rezept genannten
> Naturstoff
> Lederband

■ Nähen Sie sich ein Säckcken aus Naturstoff (Seide, Leinen, Baumwolle o.ä.) und füllen Sie es mit etwas Lapachorinde. Nähen Sie es zu und tragen Sie es an einem Lederband um den Hals.
■ Sie können sich auch ein winziges Glasfläschchen zulegen (erhältlich in Apotheken oder Glasfachgeschäften), es mit ganz feiner Lapachorinde füllen und sich dieses um Hals oder Handgelenk hängen bzw. in der Hosentasche tragen.
■ Auch eine Nußschale eignet sich dazu: Öffnen Sie sie vorsichtig, entfernen Sie die Nuß und geben Sie die Lapachorinde hinein. Dann verkleben Sie die Schalen wieder an den Rändern.

Abwendung von Unheil

»Trägt man eine Pflanze mit starker Ausstrahlung bei sich, der durch einen Segensspruch auch noch die Seelenkraft eines Menschen hinzugefügt wurde, dann ist sie zu einem Amulett geworden, das Unheil abwendet«, schrieb die bekannte holländische Pflanzenkundige Mellie Uyldert in ihrem Buch »Verborgene Kräfte der Pflanze«.

Warnhinweis

Allergien werden nicht nur durch bekannte Allergene ausgelöst, jeder Stoff kann solche Reaktionen hervorrufen, so auch Lapacho. Daher raten wir Ihnen: Testen Sie die individuelle Verträglichkeit, bevor Sie längere Kuren planen und größere Mengen Lapacho einkaufen.

Aus eigener Erfahrung und Berichten aus unserem Umfeld müssen wir zudem anmerken, daß zwischen den Produkten verschiedener Importeure teilweise große Qualitätsunterschiede bestehen. Sollten geringfügige Hautreaktionen nach einer Einnahme auftreten, reduzieren Sie zunächst einmal die Dosierung. Bei ausgeprägteren Hautreaktionen, die mit Jucken, Brennen, Rötungen, Schuppungen oder sogar Entzündungen verbunden sind, sollten Sie die Behandlung mit Lapacho nur noch in Abstimmung mit einem Heilkundigen fortführen.

Große Qualitätsunterschiede

Obwohl Lapacho ein krebswirksames Chinon mit nur mittlerer Toxizität ist, empfehlen wir allergrößte Vorsicht während einer Schwangerschaft.

Die besonderen Stärken des Lapacho

Im nächsten Kapitel führen wir auf, wie man mit Lapacho auf eine Vielzahl kleinerer Verstimmungen und Krankheiten günstig einwirken kann. Zunächst wollen wir aber auf die Tatsache eingehen, daß diese Holzpflanze in der Behandlung verschiedener schwerer Krankheiten bereits große Erfolge erzielt hat, nämlich bei Krebs, Immunschwäche bzw. Infektanfälligkeit, Aids, Candida albicans, Allergien und Diabetes.

Individuelles Programm

Wir haben Anleitungen und Tips zusammengestellt, die Ihnen dabei helfen sollen, Ihr ganz persönliches Anwendungsprogramm für Lapacho zusammenzustellen, um Ihren Organismus zu reinigen, zu stärken und das Immunsystem zu stimulieren. Natürlich können Sie es auch zur Vorbeugung nutzen.

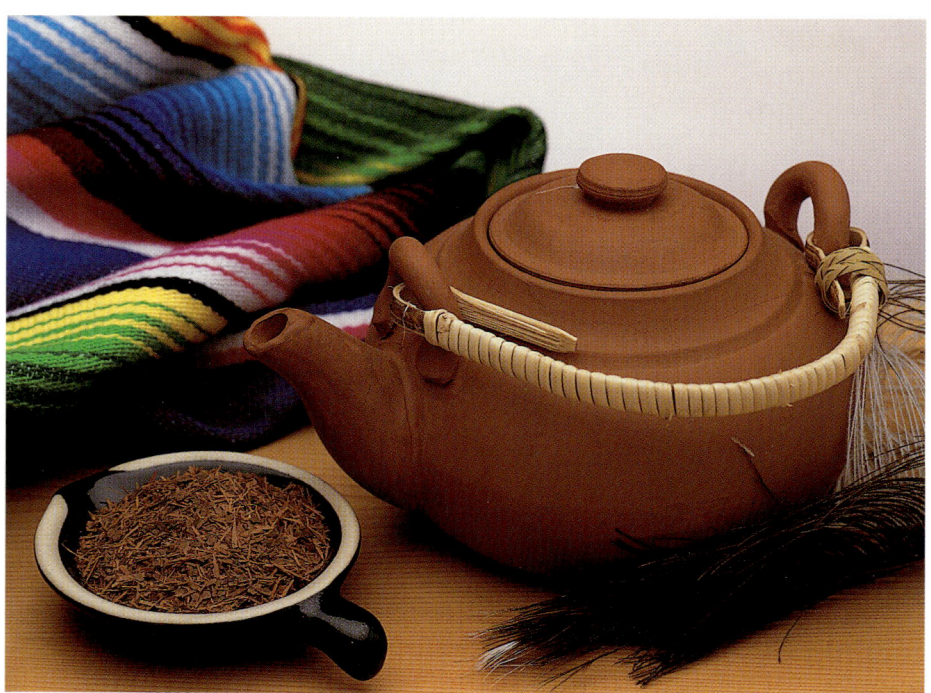

Krebs und Tumoren

Man unterscheidet eine ganze Reihe von Tumoren. Sie können u.a. Muskeln, Knochen und Gewebe, die blutbildenden oder lymphatischen Gewebe (Knochenmark), das Nervensystem oder Pigmente befallen. Sie werden nach ihrem biologischen Verhalten in gutartige (benigne) und bösartige (maligne) Tumoren unterschieden.

Gutartige und bösartige Tumore

Erstere behindern die Gesundheit eines Menschen nicht wesentlich, es sei denn die Tumore verursachen durch ihre Lokalisation lebensbedrohliche Zustände. Dies kann geschehen, wenn sie sich an der Luftröhre bilden, auf das Herz drücken oder Arterien verstopfen. Meist aber bleiben sie an der Entstehungsstelle, kapseln sich ein und wachsen nur langsam.

Bösartige Tumore bzw. Krebs dagegen bringen schwere Begleiterscheinungen mit sich: Blutarmut, Kraftlosigkeit, Auszehrung und bei fortschreitender Gewebezerstörung Fieber. Unbehandelt führen sie zum Tod des Patienten. Sie wachsen sehr schnell, zerstören das umgebende Gewebe, öffnen Arterien und Lymphbahnen, zudem verbreiten sie sich durch Metastasierung (Bildung von Tochtergeschwülsten) im ganzen Körper.

Entstehung eines Tumors

Doch wie entsteht eigentlich ein Tumor? Jede menschliche Zelle verfügt über ein sogenanntes onkogenes Gen. Dieses ist für die natürliche Zellteilung verantwortlich. Für jeden Teilungsvorgang wird es ein- bzw. ausgeschaltet. Ergibt sich hierbei ein Fehler, kommt es zur Zellwucherung (Tumorbildung). Solche Fehlfunktionen entstehen häufig, da sich täglich Millionen von Zellen teilen. Für solche Fälle hat der menschliche Organismus im Laufe der Jahrtausende mehrere »Notbremsen« entwickelt, mit deren Hilfe er die Wucherungsprozesse stoppt. Hierzu gehört z.B. das Gen p-53, das die Selbstvernichtung einer fehlgeleiteten Zelle auslöst, aber auch das Immunsystem, das solche Fehlschaltungen erkennt und die betroffene Zelle durch Killerzellen vernichtet.

Diabetes

Diabetes mellitus, gemeinhin als Zuckerkrankheit bekannt, bezeichnet den Zustand von erhöhtem Blutzucker (Hyperglykämie) und seine Folgen: Dazu gehören z. B. Symptome wie Gewichtsabnahme, Pilzinfektionen, wunde Hautstellen, großer Durst, vermehrtes Wasserlassen, Juckreiz.

Mangel-funktion der Bauch-speichel-drüse

Diese Krankheit kann verschiedene Ursachen haben: Man spricht von primärem Diabetes, wenn die Mangelfunktion der Bauchspeicheldrüse (Pankreas) durch Vererbung weitergegeben wurde. Das Pankreas produziert Insulin, wodurch der Blutzuckerspiegel konstant gehalten wird. Dies geschieht durch die Umwandlung von Zucker in Energie.

Sekundärer Diabetes liegt dann vor, wenn die Krankheit durch äußere Faktoren entstanden ist, z.B., wenn die Bauchspeicheldrüse nach einer schweren Infektionskrankheit wie Mumps oder Masern ausfällt. Diese Mangelfunktion kann aber auch durch eine Überlastung des Organismus verursacht werden, insbesondere bei älteren Menschen, die zudem noch an Übergewicht leiden. Das Organ ist in solchen Fällen nicht mehr in der Lage, eine ausreichende Menge an Insulin zu produzieren. Weiterhin können autoaggressive Prozesse die Bauchspeicheldrüse nachhaltig schädigen.

Gefährliche Folgen

Besonders problematisch sind allerdings die Folgeerscheinungen dieser Störung: Gefäßverschlüsse führen dazu, daß Gliedmaßen absterben und amputiert werden müssen; Erblindung sowie eine Schädigung von Nieren und Nerven treten häufig auf.

Ursula Grüne wies in einer Studie der Universität von Rio de Janeiro aus dem Jahr 1979 nach, daß mit Hilfe von Lapacho die Glukoseabsorption im Dünndarm gehemmt werden kann, was zu einer Reduzierung des frei im Blut vorkommenden Zuckers führt. Darüber hinaus wird berichtet, daß Zuckerkranke durch die konsequente Einnahme von Lapachoprodukten die Insulinmenge, die sie sich täglich zuführen mußten, reduzieren konnten.

❗ Sprechen Sie solche Maßnahmen unbedingt mit Ihrem Arzt oder Heilpraktiker ab.

Candida albicans

Symptome von Pilzer-krankungen

Candida albicans gehört zu der Gruppe der Hefe- bzw. Sproßpilze. Er ruft sehr unterschiedliche Erscheinungen hervor: Hautreizungen (Erytheme), Pusteln, aber auch Abschürfungen der Haut (Erosionen). Die Haut und die Schleimhäute können von ihm befallen werden. Im Schleimhautbereich wird er durch kleine weiße Flecken sichtbar, im Genitalbereich durch feingezackte Erytheme mit Satelliten. Doch erkennt man den Befall oft nicht anhand sichtbarer Anzeichen, ganz im Gegenteil. In vielen Fällen kann der Arzt nur aufgrund der Symptome auf eine innere Ausbreitung schließen: Abgeschlagenheit, Müdigkeit, Konzentrationsschwäche, Verdauungsprobleme, Heißhunger auf Süßes und vieles andere mehr weisen auf eine solche Erkrankung hin.

Candidosen können nach Antibiotikabehandlungen auftreten, da diese das empfindliche Gleichgewicht zwischen den Bakterien, die normalerweise eine Kontrollfunktion ausüben, und den immer vorhandenen Pilzen stören. Durch die Einnahme oraler Kontrazeptiva wird die Entwicklung von Soor-Vaginitis (durch Candida hervorgerufene Pilzerkrankung im Vaginalbereich) begünstigt. Aber auch nach einer Behandlung mit Kortison kommt es gegebenenfalls zu Candidosen, weil diese die immunologischen Abwehrmaßnahmen des Organismus reduzieren. Besonders häufig erkranken Diabetiker an Candida.

Ursachen

Der Amerikaner Dr. Robert E. Foreman behauptet in seinem Artikel »Candida albicans: A Lingering Problem« aus dem Jahr 1984, daß diese Pilzerkrankung einer erschreckenden Anzahl von Krankheiten zugrunde liege: Arthritis, Asthma, Blasenentzündung, Migräne und andere Formen von Kopfschmerzen, Steifheit der Gelenke, Dickdarmentzündung, Mundsoor, Bläschenkrankheit des Mundbereichs (Aphthen), Hautausschläge und unterschiedlichste Verdauungsstörungen. Außerdem rufe sie Lethargie, hormonelle Unausgeglichenheit, chronische Muskelschmerzen, Depression, Gedächtnisschwäche, Reizbarkeit und Schizophrenie hervor.

Interessanterweise stimmen viele Symptome der Candidose mit denen des Chronischen Erschöpfungssyndroms (CES) überein. William G. Crook, ein amerikanischer Arzt, der sich auf die Behandlung von Pilzerkrankungen spezialisiert hat, beobachtete, daß sich der Zustand vieler von CES betroffenen Patienten besserte, nachdem er sie so behandelte, als litten sie an einer Hefepilzinfektion.

Auch wird vermutet, daß vielen Allergien, vor allem dem Allergiesyndrom, bei dem die Patienten auf nahezu sämtliche Stoffe allergisch reagieren, eine Candidainfektion zugrunde liegt. Gail Nielson, die ihre Allergie gegen chemische Produkte und Hefepilze im Jahr 1983 mit Lapacho selbst heilte, nachdem sie bereits ein Jahr lang arbeitsunfähig war, veröffentlichte inzwischen ein medizinisches Rundschreiben, mit dem sie Ärzte und Patienten über die Wirksamkeit von Lapacho informiert.

Allergiesyndrom

Die Adresse lautet: Candida Research and Information Foundation Newsletter, P.O. Box 2719, Castro Valley, CA 94546.

In Amerika sind bereits mehrere Bücher zu diesem Thema erschienen. So berichtet Doktor Michael A. Weiner, ein Arzt, der sich mit pflanzlicher Medizin beschäftigt, daß in Amerika die Wirksamkeit von Lapacho im Kampf gegen Candidamykose bestätigt werden konnte.

Infektanfälligkeit

Infektanfälligkeit ist dadurch gekennzeichnet, daß betroffene Menschen häufig unter Erkältungen, verstopfter Stirnhöhle, Herpesbläschen oder geschwollenen Lymphknoten leiden. Eine bis zwei Erkältungen pro Jahr, die nicht länger als eine Woche andauern, tragen zur Selbstreinigung und Entgiftung des Körpers bei. Das damit verbundene Fieber verschlechtert die Lebensbedingungen von Erregern und stimuliert das Immunsystem zu stärkerer Aktivität.

Häufige Erkrankungen

Der infektanfällige Mensch jedoch erkrankt mehrmals jährlich oder jeweils länger als eine Woche. Er leidet vor allem an Schnupfen, Husten oder Stirnhöhleninfekten. Die Ursachen dafür variieren. Es kann sich um eine schwerere Erkrankung handeln, z.B. Diabetes mellitus, Leberzirrhose oder Niereninsuffizienz. Ist dies der Fall, muß zuerst die zugrundeliegende Krankheit bzw. Fehlfunktion behandelt werden. Aber Infektanfälligkeit ist manchmal auch die Antwort auf emotionalen Streß, der z.B. durch eine unglückliche Liebesbeziehung, eine unbe-

Gesundheit durch ein starkes Immunsystem

friedigende Arbeitssituation, ungelöste Probleme oder Lebensangst ausgelöst wird. Diese Ursachen können Sie mit Lapacho nicht beseitigen, aber er kann Sie dabei unterstützen, Kräfte zu sammeln und mit neuem Mut an die Dinge heranzutreten. Ist Ihr Immunsystem vorübergehend geschwächt, etwa nach einer langen Krankheit oder nach einer schwierigen Lebensphase, hilft Lapacho bei der Regeneration.

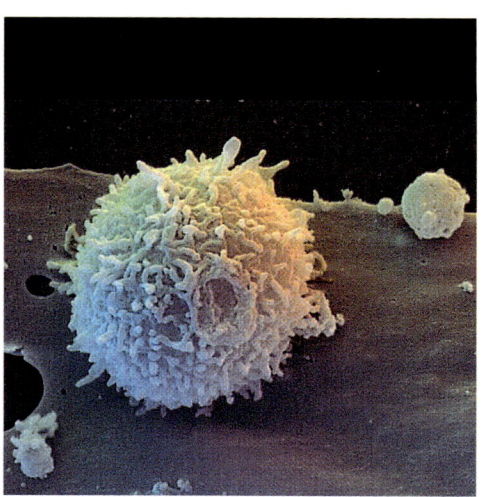

Aids

Aids ist eine erworbene Immunschwächekrankheit. Sie wird von einem Virus verursacht, das sich aufgrund seiner besonderen Struktur in die Zellen, die für die Abwehr von Erregern zuständig sind, einnistet und diese umprogrammiert. Das hat zur Folge, daß weitere Viren von geschädigten Immunzellen produziert werden. Im weiteren Verlauf dieser Krankheit wird das gesamte Immunsystem immer schwächer, bis hin zur völligen Zerstörung, und die Abwehrreaktionen sind nicht mehr stark genug, um wirkungsvoll gegen Eindringlinge zu kämpfen.

Zerstörung des Immunsystems

Mit Lapacho kann man Aids nicht heilen. Allerdings hat die Erfahrung vieler Ärzte in Amerika gezeigt, daß die dauerhafte Einnahme von Lapachoprodukten die Infektanfälligkeit vermindert und das Allgemeinbefinden stabilisiert.

Zudem blockiert der Bestandteil ß-Lapachol die Vervielfältigung der HI-Viren. Es erfüllt damit eine ähnliche Funktion wie das chemotherapeutische Präparat AZT, jedoch ohne die dadurch auftretenden dramatischen Nebenwirkungen hervorzurufen.

Gezielte Anwendungen

■ Die Einsatzmöglichkeiten bei Lapacho sind sehr vielfältig. Egal für welche Methode Sie sich entscheiden, Sie können sicher sein, daß Sie Ihren Organismus unterstützt.

■ Durch die Kombination von verschiedenen Anwendungsmethoden können Sie Ihr »persönliches Kurprogramm« zusammenstellen und so den Körper ganzheitlich behandeln.

Kombination der Anwendungsmöglichkeiten

■ Lesen Sie sich dazu noch einmal das Kapitel über den Umgang mit Lapacho aufmerksam durch und prägen Sie sich ein, welche Symptome man am besten mit welcher Methode behandelt. Überlegen Sie auch, welche davon Ihnen am ehesten zusagt.

■ Sobald Sie mit der Einnahme beginnen, müssen Sie sich ganz genau beobachten: Wie bekommt Ihnen Lapacho? Wie reagiert Ihr Körper? In welcher Dosierung vertragen Sie ihn? Welche Veränderungen spüren oder sehen Sie?

Beobachten Sie sich selbst

■ Wir haben in diesem Kapitel ganz bewußt auf zusätzliche Heilpflanzensubstanzen verzichtet und uns ganz auf den Einsatz von Lapacho konzentriert. Nur einige Grundrezepte enthalten bereits kleinere Mengen ätherischer Öle oder Heilpflanzen, die die Wirkung des Lapacho unterstützen.

■ Wenn Sie Ihre Beschwerden im Anwendungsteil gefunden haben, schlagen Sie doch auch einmal unter den Begleiterscheinungen nach, von denen Sie betroffen sind, wie z.B. unter Kopfschmerzen, Fieber oder chronischer Müdigkeit. Sicher finden Sie zusätzliche Informationen und Tips, die Ihnen bei der Behandlung weiterhelfen.

■ Es ist grundsätzlich unproblematisch, Lapacho zusätzlich zu chemischen Präparaten einzunehmen, da er sich mit ihnen in der Regel gut verträgt und teilweise deren Wirkung sogar unterstützt. Trotzdem sollten Sie sich mit dem behandelnden Arzt oder Heilpraktiker absprechen, wenn Sie eine begleitende Maßnahme durchführen wollen.

Tee

■ Bei jeder Form der intensiven Behandlung mit Lapacho ist es unerläßlich, nebenher auch den Tee zu trinken. Beginnen Sie am besten mit dem Grundrezept, um Ihre individuelle Verträglichkeit zu testen.

Verträglichkeit

! Denken Sie daran, daß Dr. Kreher bewiesen hat, daß das Immunsystem auch von kleinsten Mengen an Wirkstoffen stimuliert wird.

■ Steigern Sie dann die Dosierung langsam, indem Sie die kräftigeren Rezepturen zubereiten. Beobachten Sie sich währenddessen ständig, um eventuell eintretende Reaktionen zu erkennen.

■ Sie sollten über den Tag verteilt mindestens einen Liter Lapachotee trinken, Sie können jedoch bedenkenlos auch zwei Liter pro Tag zu sich nehmen.

Teezubereitung als Ritual

■ Auch wenn Lapachotee als Arznei verwendet wird, sollte man ihn bewußt genießen. Die Herstellung und das Trinken von Tee galten schon immer als Bestandteile von Meditationen. Sie sprechen Ihre Sinne an und beruhigen die Psyche. Tee trinken sollte wie ein kleines Ritual betrachtet werden. Je bewußter Sie ihn zu sich nehmen, desto intensiver ist seine Wirkung.

■ Wasser ist sehr wichtig für den Körper. Trinken Sie neben dem Lapachotee mindestens noch einen Liter frisches pures Wasser am Tag, auch dies allein hat schon eine heilende Wirkung. Informieren Sie sich über Wasseraufbereitungsmöglichkeiten, die das Wasser nicht filtern, sondern seine Heileigenschaft und Qualität erhöhen.

Tinktur

■ Der alkoholische Extrakt der Rinde beinhaltet andere Wirkstoffe als der wäßrige Auszug. Daher sollte man bei schweren Erkrankungen zusätzlich zum Tee immer die Tinktur einnehmen, da dadurch die Wirkung verstärkt wird. Vermutlich ist dies die Ursache für die erstaunlichen Erfolge, die der Botaniker Teodoro Meyer in den sechziger Jahren erzielte.

■ Zur Behandlung einfacher physischer Verstimmungen wie Kopfschmerzen oder kleinere Entzündungen kann die Tinktur aber auch einzeln angewendet werden.

■ Da es sich um eine hochkonzentrierte Substanz handelt, sollten Sie vorsichtig damit umgehen. Fünf bis 15 Tropfen dreimal täglich vor den Mahlzeiten reichen durchaus. Beobachten Sie sich selbst, und Sie werden bald feststellen, welche Dosierung sich für Sie am besten eignet.

Vorsichtiger Umgang

! Ist Ihr Organismus sehr geschwächt, könnte die Einnahme der Tinktur kontraproduktiv sein. Meist empfiehlt es sich, zunächst den Gesamtzustand mit einer Teekur zu stabilisieren, bevor Sie zur Tinktur greifen.

Teil- und Vollbäder

■ Durch diese Anwendungsform gelangen die Wirkstoffe über die Haut in den Organismus. So stimuliert man das lokale Immunsystem, wodurch wiederum, bewirkt durch einen Rückkopplungseffekt, das gesamte Abwehrsystem gestärkt wird.

Stimulation des lokalen Immunsystems

■ Da man während des Bades auch die Dämpfe inhaliert, gelangen die Wirkstoffe über die Riechzellen direkt in das limbische System des Körpers. Dies ist für unser Gefühlsleben zuständig. Ein Gleichgewicht in diesem Bereich ist für alle Heilungsprozesse von großer Wichtigkeit. Zudem fördern warme Bäder die Entspannung und tragen insgesamt dazu bei, daß das Immunsystem sich stabilisiert.

■ Baden Sie nie länger als 15 Minuten.

! Achten Sie darauf, daß Sie das Wasser nicht zu heiß einlaufen lassen, da sonst Ihr Kreislauf geschwächt werden könnte.

Einlauf

■ Der Einlauf eignet sich vor allem dazu, den Darm zu reinigen. Er bewirkt, daß das Gewebe Giftstoffe ausscheidet und so die Entschlackung begünstigt.

Stabilisierung des gesamten Organismus

■ Außerdem hilft er bei Nervosität und Schmerzzuständen und stabilisiert den gesamten Organismus.

■ Allerdings sollte ein Einlauf nicht im geschwächten Zustand angewendet werden, da er den Organismus vorübergehend belastet.

! Wiederholen Sie diese Anwendungsform nicht zu oft: Einmal die Woche reicht völlig aus.

Sirup

■ Die Einnahme von Sirup ist nicht nur bei Husten oder einem rauhen Hals sinnvoll. Wegen seiner guten Verträglichkeit können Sie ihn z.B. auch bei Übelkeit gut einsetzen. Der hohe Honiganteil erzeugt einen milden und angenehmen Geschmack.

Heileigenschaften von Honig

■ Darüber hinaus verfügt schon der Honig selbst über sehr positive Heileigenschaften: Er besitzt eine stark antibakterielle Wirkung und reinigt Blut und Gewebe. Darüber hinaus wirkt er schleimlösend, fördert die Wundheilung und regelt die Verdauung.

■ Sie können pro Tag bis zu sechs Eßlöffel Sirup einnehmen, also z.B. einen bis zwei Eßlöffel dreimal täglich vor den Mahlzeiten.

! Bei Diabetes ist die Einnahme selbstverständlich nicht angebracht.

Wickel

■ Wickel verwendet man seit jeher, um Fieber zu senken und die Heilung voranzutreiben.

■ Neuere Forschungen haben ergeben, daß diese Form der Wasseranwendung auf der Haut das Immunsystem stärkt. Zudem stabilisiert

Positive Signale

sie und fördert die Entspannung, wodurch wiederum positive, heilungsfördernde Signale an das Immunsystem ausgesendet werden.

Massage- und Heilöl

■ Wie Sie bereits gelesen haben, pflegen Sie mit dem Lapachoöl nicht nur die Haut, sondern Sie nähren damit den ganzen Organismus.

■ Wenn Sie die Anwendung des Öls mit einer Ganzkörpermassage verbinden, dann gönnen Sie sich eine Wohltat. Über die Stimulation der verschiedenen Reflexzonen und Energiebahnen, die den Körper durchlaufen, geben Sie heilende Impulse. Es folgt eine kurze Anleitung zur Ganzkörpermassage:

Stimulation der Reflexzonen

Ganzkörpermassage

■ Beginnen Sie die Ganzkörpermassage mit Ihren Füßen. Kneten Sie zuerst den linken und dann den rechten Fuß. Arbeiten Sie dabei jeweils von oben nach unten (also von den Zehen zur Ferse) und von außen nach innen. Dies entspricht dem Ausscheidungsprinzip des Körpers. Reiben und kneten Sie dann die Beine von den Knöcheln aufwärts bis zu den Schenkeln.

■ Massieren Sie nun die Hände, auch hier wieder zuerst die linke, dann die rechte. Reiben Sie an den Fingern entlang in Richtung Handballen und von der Außenseite zur Innenseite der Hand.

■ Kneten Sie dann die Arme von den Handgelenken aufwärts zu den Schultern.

■ Wenden Sie sich nun dem Kopf zu: Formen Sie mit den Fingern beider Hände Kämme und massieren Sie dann mit den Fingerspitzen Ihre Kopfhaut, bis sie an jeder Stelle gut durchblutet ist.

■ Massieren Sie dann das Gesicht und richten Sie dabei besondere Aufmerksamkeit auf den Bereich um die Augen (Reiben Sie dabei von der Nase in Richtung der Schläfen!), auf die Wangen und die Kiefermuskulatur.

■ Arbeiten Sie sich nun vorsichtig den Hals hinunter, indem Sie dem Muskelverlauf folgen.

■ Geben Sie etwas Lapachoöl auf die Brust und massieren Sie die Zwischenräume zwischen den Rippen.

■ Klopfen Sie dann mit leichtem Druck auf das obere Brustbein. So wird die dahinterliegende Thymusdrüse (Hormondrüse der Abwehrzellen) stimuliert.

■ Massieren Sie zum Abschluß die Bauchdecke. Beginnen Sie am Nabel und ziehen Sie dann langsam größer werdende, konzentrische Kreise im Uhrzeigersinn über die gesamte Bauchdecke. Das fördert die Ausscheidung und die Entspannung.

Inhalation

■ Die Inhalation eignet sich nicht nur für Beschwerden mit den Nebenhöhlen und dem Rachenraum. Denn bei dieser Anwendung gelangen die Wirkstoffe über die Nase in das limbische System und beeinflussen so das Wohlbefinden.

Entspannung

> Eine pure, heiße Lapachoinhalation wärmt die inneren Organe, öffnet blockierte Atem- und Verdauungswege, löst angespannte Gesichtsmuskeln und reinigt die Augen sowie die Mundhöhle.

! Besonders Allergiker profitieren von der reinigenden Wirkung einer Inhalation, besonders während der Heuschnupfensaison.

Gurgel- und Mundspülung

■ Eine Mundspülung eignet sich vor allem dazu, ein bereits geschwächtes Immunsystem, z.B. bei Aids, Krebs und Diabetes, vor weiteren Kontakten mit Bakterien und Keimen zu schützen.

Vorbeugung

■ Wollen Sie Erreger noch vor dem Eintritt in den Körper stoppen, bereiten Sie das Grundrezept zu und spülen Sie Mund- und Rachenraum mehrmals täglich aus. Diese Maßnahme dient vor allem der Prophylaxe.

Räucherung

■ Räucherungen werden nicht von allen Menschen als angenehm empfunden. Sie sind aber sehr effektiv, da sie die stärkende Wirkung der Inhalation mit der reinigenden Wirkung des Rauches verbinden.

Wirkung auf Geist und Seele

Eine solche Anwendung wirkt auf Geist und Seele, da sie auf einem anderen Niveau stattfindet. Der Rauch vereint die Energie des Feuers und der Luft.

■ Verbinden Sie Ihre negativen Gedanken mit dem Rauch, lassen Sie sie emporsteigen und befreien Sie sich von ihnen. Sie können aber auch positive Gedankenformen festigen, indem Sie sich auf diese konzentrieren.

■ Eine Räucherung unterstützt die Meditation und das In-sich-Gehen. Gerade dieser Aspekt ist besonders wichtig, wenn Gesundheitsstörungen psychisch belasten.

! Räucherungen gelten als Bestandteil uralter Traditionen.

Amulett

■ Ein Amulett wirkt auf die Seele ein, benutzen Sie es als Schutzschild.　　Schutz
Es wendet Unheil ab und stärkt so das Immunsystem.
■ Amulette sind bei den Naturvölkern von zentraler Bedeutung, so
z.B. bei den Kallawaya. Das Amulett enthält eine Heilsubstanz, einen
Stein oder andere Stoffe, die die erhoffte Wirkung symbolisieren und
dazu beitragen, daß diese eintritt. Eine Miniaturabbildung von einem
Feld oder einem Haus steht für Frieden und Stabilität, die Skulptur
eines Ochsen soll einen vermehrten Viehbestand bewirken. Trägt man
einen Teil des Lapachobaums, strebt man nach seiner Stärke und Lang-
lebigkeit.

Salbe

■ Im Falle einer Krebserkrankung oder wenn Sie unter Tumoren,
Warzen oder anderen Hautgeschwülsten leiden, bestreichen Sie diese
konsequent und regelmäßig mit der Lapachosalbe. Diese Anwendung
wird schon seit Hunderten von Jahren von den Naturvölkern prakti-
ziert.

Selbstbehandlung mit Lapacho

Lapacho deckt ein sehr breites Spektrum an Wirkungsweisen ab, d.h., daß er zur Behandlung vieler verschiedener Krankheiten und Symptome einsetzbar ist. Zudem kann er auf vielfältige Arten angewendet werden, ist unkompliziert im Gebrauch und außerdem gut mit anderen Heilpflanzen zu kombinieren.

Viele südamerikanische Naturvölker haben über die Jahrhunderte komplexe, geheimnisvolle Rezepte entwickelt, um die Wirkung der einzelnen Heilkräuter zu intensivieren. Durch diese einzigartigen **Synerge-** Kombinationen tritt ein sogenannter synergetischer Effekt ein, d.h., die **tischer Effekt** Eigenschaften einer Heilpflanze werden hervorgehoben, das Heilmittel verstärkt und seine Wirkung vertieft.

> Die folgenden Anwendungen beziehen sich jeweils auf die Grundrezepte, die bereits im Kapitel über den Umgang mit Lapacho angegeben sind. Wir haben darauf geachtet, nur jene Heilkräuter in die Behandlung mit einzubeziehen, die auch bei uns in Naturkostläden, Apotheken und Reformhäusern ohne Umstände zu erwerben sind.

Akne

Bei Akne handelt es sich um eine Hauterkrankung, die meistens in der Pubertät beginnt. Die Talgdrüsen der Haut verstopfen, entzünden sich, röten sich, schwellen an und können im schlimmsten Fall eitern. Für den Aknepatienten ergeben sich nicht nur Beschwerden wie Juckreiz und Schmerzen im Bereich der betroffenen Hautpartie (meist im Gesicht und auf dem Rücken), sondern auch erhebliche psychische Belastungen. Die Behandlung von Akne erfordert in jedem Fall einen **Erhöhter** erhöhten Pflegeaufwand. Während bei leichten Erkrankungen die **Pflege-** Selbstbehandlung ausreicht, sollte bei schweren, vor allem chronischen **aufwand** Fällen die Anwendung unbedingt mit einem Arzt oder Heilpraktiker besprochen werden.

Lapacho

Lapacho eignet sich gut zur Behandlung von Akne, da er zum einen entgiftet und den Körper bei der Ausleitung von Schlackstoffen und Talg unterstützt und zum anderen antibakteriell wirkt und daher Entzündungen vorbeugt bzw. diese hemmt. Nicht zuletzt kräftigt er den gesamten Organismus im Kampf gegen die Krankheit.

Kräftigung des Organismus

Akne läßt sich durch verschiedene Anwendungen behandeln. Sie können sich für die Tinktur, den Tee, das Gesichtsdampfbad, den Umschlag oder die Reinigung, aber auch für eine Kombination aus diesen Formen entscheiden, in keinem Fall machen Sie einen Fehler.
Bewährt hat sich folgendes Programm:
1. Tee trinken
2. Gesichtsreinigung durch das Gesichtsdampfbad

Blutreinigender Tee

In Ecuador trinkt man bei verschiedenen Arten von Hauterkrankungen einen Tee aus Kamille, Manzanilla genannt. In den Andenregionen wie in Kolumbien und Bolivien nimmt man den Kamillentee gerne als Tonikum ein, weil es den ganzen Organismus positiv beeinflußt. Fol-

Kamille als Ergänzung

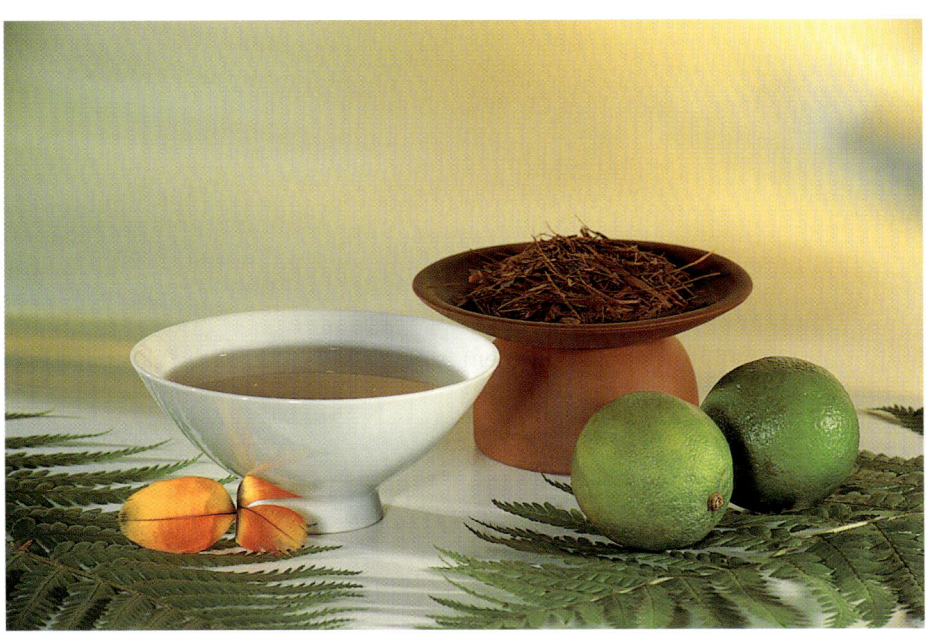

gende Teemischung aus Lapacho eignet sich hervorragend zur Blut-
reinigung:

> 1 l Lapachotee
> 2 EL Löwenzahn, getrocknet und geschnitten
> 2 EL Fenchelsamen, zerstoßen
> 1 EL Kamillenblüten

Kochen Sie den Lapachotee laut Basisrezept auf. Seihen Sie den nicht
mehr kochenden Tee ab und übergießen Sie die anderen Heilkräuter
damit. Lassen Sie diese Mischung gute zehn Minuten ziehen und
seihen Sie dann auch diese Kräuter ab. Trinken Sie täglich einen Liter
von diesem Tee über den Tag verteilt.

Gesichtsdampfbad

> 500 ml starker Lapachotee
> 2 EL Eukalyptusblätter, getrocknet
> 2 EL Pfefferminzblätter, frisch oder getrocknet

Kochen Sie den Lapachotee auf wie im Basisrezept für Voll- und Teilbäder beschrieben. Legen Sie die kleingeschnittenen oder zerriebenen
Eukalyptus- und Pfefferminzblätter in eine große Schüssel und übergießen Sie diese mit dem heißen, nicht abgeseihten Lapachobad.

Halten Sie den Kopf über die Schüssel und legen Sie ein großes
Handtuch darüber. Der heiße Dampf staut sich, und die wohltuenden
Dämpfe reinigen und heilen Ihre Haut.

Atmen Sie während der Anwendung ruhig und tief.

Zusätzlich unterstützt diese Anwendung die Ausleitung von Giften
über die Lunge, außerdem werden die Wirkstoffe im gesamten Organismus verteilt.

> Beachten Sie auch die Anwendungen für Ekzeme und Neuroder-
> mitis. Die dort beschriebene Salbe eignet sich für entzündete Akne-
> pickel.

Anämie (Blutarmut)

**Unterver-
sorgung mit
Sauerstoff**

Anämie bedeutet, daß zu kleine Mengen roter Blutkörperchen gebildet
werden. In der Folge wird der Organismus nicht ausreichend mit
Sauerstoff versorgt, der Patient fühlt sich schwach, müde und weniger

leistungsfähig. Seine blasse Hautfarbe fällt auf, in schlimmeren Fällen leidet er unter Atemnot und erhöhtem Puls, unter Umständen treten Herzgeräusche auf.

Auslöser dieser Krankheit können unterschiedliche Faktoren sein. Sie tritt als Begleiterscheinung der Menses auf, in Folge schlechter oder einseitiger Ernährung oder bei Überanstrengung und Streß. Sie kann aber auch auf schwerere innere Krankheiten hinweisen, deshalb sollte die Ursache immer von einem Arzt abgeklärt werden.

Der Krankheitsbeginn bei einer Anämie vollzieht sich gewöhnlich schleichend. Zu den Erstbeschwerden zählen das häufige »Einschlafen« der Hände und Füße sowie das Zungenbrennen. Appetitlosigkeit, Übelkeit, Durchfall sowie Gewichtabnahme treten auf. Im fortgeschrittenen Stadium können Atemnot, Herzklopfen und extreme Schwäche die Folgen sein.

Schleichende Entwicklung der Krankheit

Lapacho

Ist die Anämie durch einen Eisenmangel hervorgerufen, kann Lapacho direkt wirken. Ansonsten eignet sich die Einnahme in jedem Fall als Begleittherapie, weil dadurch der Organismus allgemein gestärkt, die Blutbildung begünstigt und der Stoffwechsel gefördert werden. Der hohe Gehalt an Eisen und anderen Spurenelementen in Lapacho regt die Produktion von roten Blutkörperchen an. Gleichzeitig können schwächende Schlackstoffe besser ausgeleitet und eine Reinigung des Körpers erzielt werden.

Reinigung des Körpers

Zudem schützt Lapacho den durch Anämie bereits geschwächten Körper vor opportunistischen Krankheiten, einerseits wegen seiner antibakteriellen Eigenschaften, andererseits indem er die Produktion von Abwehrzellen stimuliert. Bei Anämie sollten Sie möglichst große Mengen an Lapachotee trinken, mindestens jedoch einen Liter täglich. Zusätzlich eignet sich ein Tonikum zur allgemeinen Stärkung des gesamten Organismus:

Stärkungstonikum

1 l Wasser
4 EL Lapachorinde
2 EL Brennessel
2 EL Hagebutten, klein gehackt
1 EL Tausendgüldenkraut
2 – 4 EL kaltgeschleuderter Honig

Bringen Sie das Wasser mit der Lapachorinde zum Kochen und reduzieren Sie die Flüssigkeitsmenge ungefähr auf die Hälfte. Seihen Sie die Rinde ab und gießen Sie den noch heißen Tee über die anderen Heilkräuter. Lassen Sie die Mischung weitere 15 Minuten ziehen. Seihen Sie nun diesen Tee wiederum ab und süßen Sie ihn mit dem Honig. Warten Sie, bis das Tonikum völlig abgekühlt ist, und geben Sie es dann in eine verschließbare Flasche. Nehmen Sie von diesem Tonikum dreimal täglich einen Eßlöffel jeweils vor den Mahlzeiten ein.

Massage

Anreicherung mit Orangenöl

Zusätzlich können Sie den Körper mit einer kurzen Massage nach der täglichen Dusche beleben. Bereiten Sie dazu das Lapachoheilöl zu und reichern Sie es in diesem Fall mit Orangenöl an. Der hohe Gehalt an Vitaminen und Sonnenenergie wird Ihnen guttun.

Mundwasser

Oft leiden anämische Menschen aufgrund der mangelnden Sauerstoffversorgung unter Beschwerden am Zahnfleisch und an der Mundschleimhaut. Hier hilft das Mundwasser. Spülen Sie damit nach jeder Mahlzeit den Mund gründlich. Das stärkt das Zahnfleisch und die Zähne und heilt die Mundschleimhaut.

> Beachten Sie auch die Anwendungen für Angst und Unruhe, Chronisches Erschöpfungssyndrom, Infektanfälligkeit und Menstruationsbeschwerden.

Angst und Unruhe

Vermeidung von Störfaktoren

Unserer Erfahrung nach beruhigt schon allein der süße, milde Vanilleduft einer dampfenden Tasse Lapachotee.

Werden Sie vor allem nachts von Unruhezuständen befallen, entfernen Sie zuerst alle Stimulanzien, wie z. B. Kaffee, Tee, Medikamente, spätes Fernsehen, laute Musik. Legen Sie Ihren Kopf dann auf ein Lapachokissen. Um dieses herzustellen, nähen Sie sich ein Säckchen aus Leinen oder einem anderen Naturstoff in der Größe von ca. zehn mal zehn bis 15 mal 15 Zentimetern. Füllen Sie das Säckchen dann locker, ohne daß es zu prall wird, mit folgender Mischung:

40 g Lapachorinde
20 g Hopfenzapfen
20 g Lavendelblüten

Anschließend nähen Sie es zu. Legen Sie das Kissen am besten unter Ihr Kopfkissen oder unter Ihre Decke. Durch die Bettwärme steigen die flüchtigen Stoffe auf, gelangen über Ihre Nase in den Körper und sorgen für einen tiefen Schlaf.

Augen, Überanstrengung der

Täglich müssen wir eine wahre Flut aus optischen Informationen verarbeiten. In der Schulmedizin ist man zwar der Ansicht, daß ein Auge grundsätzlich nicht überanstrengt werden kann, also Schmerzen und Ermüdungserscheinungen nur auf kleine Sehfehler zurückzuführen sind, doch wir vertreten eine andere Meinung. Das Gefühl der Anstrengung gibt uns ein Warnsignal, das uns zeigt, daß wir uns eine Pause gönnen sollten.

Warnsignal

Sicherlich ist es dennoch sinnvoll, gerade wenn diese Erscheinungen häufiger auftreten, die Sehfähigkeit von einem Augenarzt überprüfen zu lassen. Weitsichtigkeit, Schielen oder Hornhautverkrümmungen erzeugen unnötige Belastungen, die relativ einfach zu vermeiden wären.

Lapacho

Schmerzende, gereizte Augen werden in Bolivien und Peru »mal de vista« genannt. Diese Bezeichnung gilt auch für schwaches oder schlechtes Sehvermögen. Obwohl die Augen der Naturvölker dieser Region oft bis ins hohe Alter gesund bleiben, kommt es immer wieder zu vorübergehenden Augenreizungen. Zur Beruhigung der Augen bereiten Medizinmänner und Heiler milde Augentropfen und Waschungen. Oft sind diesen zarte Blüten beigemischt, z.B. wilde Rosen oder weiße Nelken, die eine kühlende Energie ausstrahlen.

Kühlende Energie

Aber auch unsere Augen werden täglich neuen Reizen ausgesetzt: Umweltverschmutzung, Ozon, Bildschirme, Autofahren und vieles andere mehr strengen sie an. Dazu kommen die »versteckten« Streßfaktoren, die sich ebenfalls auf die Augen auswirken können, z.B. starke Konzentration oder Bildschirmarbeit.

! Lapacho wirkt schmerzlindernd, beruhigend und wundheilend. Wir weisen jedoch ausdrücklich darauf hin, daß Sie keine der folgenden Heilmittel direkt in das offene Auge einbringen sollten, da sie nicht steril sind.

Augenkompressen

> 250 ml Wasser
> 1/2 EL Lapachorinde
> 1 EL Augentrost
> 1 EL Kamillenblüten
> 1/2 EL Ringelblumen

Bringen Sie das Wasser mit der Lapachorinde zum Siedepunkt und lassen Sie es zehn Minuten leicht köcheln. Nehmen Sie es dann von der Herdplatte und lassen Sie es noch weitere fünf Minuten ziehen. Übergießen Sie die anderen Heilkräuter mit dem noch warmen Tee und lassen Sie die Mischung nochmals zehn Minuten ziehen. Seihen Sie die Flüssigkeit ab und bringen Sie sie auf Zimmertemperatur (ca. 20 °C).

Tränken Sie Wattepads mit dem Aufguß, bis sie sich vollgesaugt haben, und legen Sie diese dann auf die geschlossenen Augen. Alternativ können Sie auch einen Waschlappen eintauchen und auswringen. Nach etwa zehn Minuten wiederholen Sie dies. Führen Sie die Anwendung dreimal durch, so gönnen Sie Ihren Augen eine halbe Stunde Pause.

Augensauna

Den Aufguß für die Augenkompressen können Sie auch zu einer Augensauna aufbereiten. Kochen Sie dazu den Lapacho auf und gießen Sie den heißen Tee in eine Schüssel mit den Kräutern. Halten Sie den Kopf darüber, bedecken Sie ihn mit einem Handtuch. Dann öffnen und schließen Sie die Augen mehrmals. Die heilenden Dämpfe sind eine Wohltat für die Augen.

Wohltat für die Augen

Augensalbe

> Lapachosalbe
> 2 gehäufte EL Rosenblätter, frisch oder getrocknet

Zur Entspannung der Augen eignet sich auch das Auftragen der Lapachosalbe. Bereiten Sie sie laut Basisrezept zu und geben Sie nach der zweistündigen Kochzeit zwei gehäufte Eßlöffel Rosenblätter zu. Lassen Sie diese Mischung 15 Minuten ziehen.
Tragen Sie die Salbe um die Augenhöhlen herum dünn auf, so daß ein Kreis entsteht. Schließen Sie dann die Augen und entspannen Sie sich. Diese Anwendung eignet sich vor allem vor dem Zubettgehen.

Lapachoamulett

Auch das Lapachoamulett wirkt bei Augenproblemen. Seine Schwingungen übertragen sich dauerhaft auf den Organismus und bewirken so die Heilung.

Übertragung von Schwingungen

Tragen Sie das Amulett vor allem dann, wenn Sie lange vor dem Computer sitzen. Geben Sie in diesem Fall Rosenblätter, Augentrost und Kamillenblüten zur Lapachorinde.

Blaue Flecken (s. Prellungen)

Chronisches Erschöpfungssyndrom und allgemeine Schwäche

Erschöpfung ist ein natürliches Symptom, das sich einstellt, sobald zwei Drittel der Kräfte verbraucht sind. Durch ein Schläfchen oder eine Erholungsphase kann man die Reserven in der Regel wieder auffüllen. Reicht dies nicht aus, bezeichnet man das System als geschwächt. In ausgeprägteren Fällen spricht man von einem Chronischen Erschöpfungssyndrom. Dies kann durch unterschiedliche Ursachen ausgelöst werden: verschleppte oder ungenügend auskurierte Krankheiten, z.B. durch das Eppstein-Barr-Virus, psychische Belastungen wie ungeklärte Konflikte, falsche Ernährung oder Überforderungen aller Art.

Ursachen

Oft baut sich in solchen Situationen ein Teufelskreis auf: Man fühlt sich gestreßt und gibt sich Mühe, den Konflikt trotzdem zu bewältigen. Dies führt zu größerer Erschöpfung, die Kraftreserven werden ausgeschöpft, wodurch der Körper weiter geschwächt wird. Zudem ist es in unserer leistungsorientierten Gesellschaft kaum möglich, ohne schlechtes Gewissen oder Minderwertigkeitsgefühle zuzugeben, daß man müde ist.

Erschöpfung selbst kann nicht als Krankheit gewertet werden, sondern als ein Hilferuf. Ob und wie wir auf ihn reagieren, bestimmt dann Krankheit oder Gesundheit. So paradox es scheint: Entspannung ist der Schlüssel zu neuer Kraft.

Lapacho

Die Therapie bei einer schwächenden Krankheit muß sich nach den Symptomen richten. Der Vorteil an Lapacho ist, daß er über ein großes Wirkungsspektrum verfügt, nämlich kräftigend, blutbildend, schmerzlindernd, immunstimulierend, belebend, geistig anregend und psychisch stabilisierend.

Kräfte-steigernde Kur   In der Kombination mit Blüten von anderen heilsamen Gewächsen bildet der Lapacho eine komplexe, kräftesteigernde Kur für Körper, Geist und Seele.

Tee

Kochen Sie den Lapachotee laut Grundrezept. Trinken Sie davon täglich einen Liter über den Tag verteilt.

Tinktur

Nutzen Sie auch die stärkende Wirkung der Lapachotinktur. Nehmen Sie dreimal täglich fünf bis zehn Tropfen am besten vor den Mahlzeiten ein.

Wickel

Bereiten Sie einen Wickel für den Bauch nach dem Basisrezept zu und geben Sie zwei Eßlöffel Passionsblumen hinzu. Diese Kombination bewirkt eine tiefe Entspannung. Zudem ist die Passionsblume als Pflanze

Tiefe Entspannung   der Weisheit bekannt, die für aufschlußreiche Träume sorgt.

Vollbad

Für ein Vollbad, das nach dem Basisrezept zubereitet wird, geben Sie eine Handvoll Rosenblätter (getrocknet oder frisch), Kamillenblüten

Sehr geehrte Kundin, sehr geehrter Kunde,

bitte prüfen Sie umseitige Buchungen und Berechnungen. Sollten Sie Einwendungen gegen die umseitigen Berechnungen haben, bitten wir Sie, diese unverzüglich Ihrer kontoführenden Postbank mitzuteilen.

Bei Girokonten beachten Sie bitte zusätzlich:
Gutschriften von Schecks und anderen Einzugspapieren erfolgen unter „Eingang vorbehalten".

Rechnungsabschlüsse gelten als genehmigt, wenn Sie nicht spätestens vor Ablauf von sechs Wochen nach Zugang des Rechnungsabschlusses schriftlich Einwendungen erheben; zur Wahrung der Frist genügt die rechtzeitige Absendung der Einwendungen innerhalb der Sechswochenfrist. Im Rechnungsabschluss enthaltene Belastungsbuchungen aus Einzugsermächtigungs-Lastschriften gelten als genehmigt, wenn Sie nicht spätestens vor Ablauf von sechs Wochen nach Zugang des Rechnungsabschlusses schriftlich Einwendungen gegen diese Belastungsbuchungen erheben; zur Wahrung der Frist genügt die rechtzeitige Absendung der Einwendungen innerhalb der Sechswochenfrist.

Für Rückfragen steht Ihnen Ihr Postbank Direkt-Service oder das Postbank Business-Center gerne zur Verfügung.
Ihre Postbank

Für Ihre persönliche Saldenfortschreibung

Nr.	Datum	Text	Umsatz	Neuer Saldo
1				
2				
3				
4				
5				
6				
7				
8				

Bitte beachten Sie die Hinweise auf der Rückseite

Anlage

Konto 689221 857   Auszug 50
Datum 05.08.2009   Blatt   6
BIC PBNKDEFF

IBAN DE52 7601 0085 0689 2218 57

Sehr geehrte Kundin, sehr geehrter Kunde,

ab sofort haben Sie die Möglichkeit, den Verfügungsrahmen Ihrer Postbank Card für Abhebungen am Geldautomaten im Ausland individuell festzulegen. Standardmäßig beträgt Ihr Kartenlimit 1.500 EUR innerhalb von 7 Tagen. Nun haben Sie die Möglichkeit, Ihr Kartenlimit z.B. für einen Urlaub oder längeren Auslandsaufenthalt zu erhöhen und nach Ihrer Rückkehr wieder abzusenken. Wenn Sie Ihre Postbank Card derzeit nicht im Ausland nutzen, empfehlen wir Ihnen, das Kartenlimit auf 0,00 Euro zu stellen.

Sie können Ihren Verfügungsrahmen jederzeit über Online-Banking einsehen und ändern. Selbstverständlich sind Änderungen auch per Telefon-Banking oder schriftlich möglich.

Bei Fragen erreichen Sie uns unter der Rufnummer 0180 3040700 (9 Cent/Minute aus dem Festnetz der Dt. Telekom; ggf. abweichende Mobilfunktarife) oder informieren Sie sich unter www.postbank.de/kartenlimit.

Mit freundlichen Grüßen, Brigitta Wietsch, Kundenbetreuung
Privatkunden: Tel.: 0180 3040700 • Fax: 0180 3040800 (je 9 Cent/Min. Festnetz Telekom/Mobiltarif ggf. abweichend) • USt.-IdNr. DE169824467 • www.postbank.de

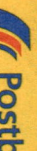

und Calendulablüten direkt ins einlaufende heiße Badewasser. Lassen Sie die Blüten kurz darin ziehen, bis sich das Wasser auf eine angenehme Temperatur abgekühlt hat. Legen Sie sich dann hinein. Diese Mischung holt die Natur- und Pflanzengeister in das Badewasser; diese stabilisieren den Kreislauf, wirken kühlend und antidepressiv.

Massage

Nach dem Vollbad sollten Sie unbedingt eine Massage anschließen. Benutzen Sie dazu das Massage- und Heilöl. Reiben Sie es mit schnellen kräftigen Bewegungen ein. Das belebt und weckt neue Lebenskräfte, zudem stimuliert es die Haut und die darunterliegenden Organe.

Neue Lebenskräfte

Räucherung

Der Rauch von Lapacho, Lavendel- und Orangenblüten kombiniert mit Rosenblättern schafft eine Atmosphäre von Geborgenheit und Sensualität. Sie können aus den Kräutern eine Mischung zubereiten oder eine Zutat nach der anderen verräuchern. Experimentieren Sie auch mit anderen Trockenblüten.

! Beachten Sie auch die Anwendungen für Angst und Unruhe und Infektanfälligkeit.

Durchfall

Durchfall selbst kann nicht als Krankheit bezeichnet werden, er ist lediglich Symptom. Dabei handelt es sich um wäßrigen Stuhl. Unterschiedliche Auslöser verursachen eine solche Verdauungsstörung: emotionaler Streß, der Genuß un- oder schwerverdaulicher Nahrungsmittel wie unreifes Obst oder Südfrüchte. Auch eine unverträgliche Kombination von Nahrungsmitteln, z.B. Milchprodukte und Südfrüchte, sowie Alkohol-, Nikotin-, Drogen- und Medikamentenmißbrauch führen dazu. Allergien, eine beschädigte Darmflora nach länger anhaltender schlechter Ernährung oder Antibiotikaeinnahme und Chemotherapie können ebenfalls Durchfall hervorrufen.

Verschiedenartige Ursachen

Nur selten handelt es sich um eine Infektion durch Bakterien, Viren oder Parasiten. Durchfall kann aber auch als Begleiterscheinung von schwerwiegenden Darmkrankheiten auftreten, z.B. bei Colitis ulcero-

Infektionen sind eher selten

sa, die krankhafte Zerstörung von Darmgewebe, Darmpolypen oder Divertikel sowie Entzündungen der Leber oder der Bauchspeicheldrüse. Eine einmalige wäßrige Entleerung gibt keinen Grund zur Besorgnis, erst wenn Sie sich selbst nachts noch gezwungen sehen, auf die Toilette zu gehen, suchen Sie unbedingt einen Arzt oder Heilpraktiker auf.

Lapacho

Die Ureinwohner der Anden entwickelten mehrere Kategorien von Durchfall, um die Behandlung der unterschiedlichen Formen zu erleichtern. Babys und Reisende leiden oft unter »Aika«, der durch ungewohnte Nahrung, veränderte Lebensumstände und Klimaveränderungen entsteht. »Wijch'uy« bezeichnet den vorübergehenden Durchfall. »Curso« nennen sie längerfristige Beschwerden, »curso wila« bezeichnet den Fall, daß Blut im Stuhl auftritt.

»Mancharisqa« heißt soviel wie emotionaler Durchfall, der z.B. durch plötzliches Erschrecken ausgelöst wurde. Durchfall betrachtet dieses Urvolk als eine komplexe, bedrohliche Krankheit, daher begeben sich die Betroffenen fast immer in die Hände eines Heilkundigen. Für diesen steht bei der Behandlung an erster Stelle, die Flüssigkeit, die während der Erkrankung verlorengegangen ist, wieder zuzuführen.

Zuführung der verlorenen Flüssigkeit

Die Einnahme von Lapacho gegen Durchfall hat sich bewährt. Seine Wirkstoffe lindern Schmerzen, beruhigen die Darmschleimhaut und hemmen die Entzündung. Zudem fördern sie die Ausscheidung von Giftstoffen und reinigen Darm und Blut. Die antibakteriellen Eigenschaften unterstützen den Kampf gegen Erreger, der hohe Mineralstoffgehalt trägt zur Kräftigung des Körpers bei.

Tee

Trinken Sie möglichst große Mengen von der leichten Lapachoteevariante, die Sie laut Grundrezept zubereiten, allerdings auf Zimmertemperatur abkühlen lassen. Sie sollten mindestens zwei Liter über den Tag verteilt zu sich nehmen, bis alle Symptome abgeklungen sind. Folgendes Rezept hilft bei Durchfällen der leichteren Art.

Lapacho-Heidelbeeren-Aufguß

500 ml Wasser
1 EL Lapachorinde
3 EL getrocknete Heidelbeeren

Bringen Sie die Lapachorinde und die Heidelbeeren im Wasser zum Sieden und lassen Sie diese Mischung ca. 15 Minuten leicht köcheln. Warten Sie, bis die Flüssigkeit abgekühlt ist, seihen Sie sie ab und füllen Sie sie in ein Gefäß. Nicht süßen! Nehmen Sie mehrmals täglich (fünf- bis zehnmal) jeweils ein bis zwei Eßlöffel davon.

Wickel

Wenn Sie einen warmen Lapachowickel auf dem Bauch auflegen, werden Sie schnell seine entspannende und beruhigende Wirkung erfahren, Krämpfe klingen rasch ab.

Beruhigende Wirkung

! Beachten Sie auch die Anwendungen für Allergien, Angst und Unruhe und Magenbeschwerden.

Ekzeme und Neurodermitis

Ekzeme erscheinen in Form von juckenden, geröteten oder nässenden Hautstellen. Sie können einzeln auftreten, aber auch als Ausdruck unverarbeiteter psychischer Konflikte oder als Begleiterscheinung bei Allergien.

Neurodermitis äußert sich vor allem als quälender Juckreiz, auf der Haut entstehen Verdickungen, Bläschen oder Knötchen, die nach dem Aufkratzen verkrusten. Diese Krankheit kann von vegetativen Störungen begleitet sein. In der Behandlung mit Lapacho unterscheidet man zwischen diesen beiden Krankheitsformen nicht.

Symptome

Lapacho

Bevor Sie eine Selbstbehandlung mit Lapacho vornehmen, sollten Sie zunächst einmal die wirklichen Ursachen erforschen. Eventuell finden Sie Hinweise darauf, wenn Sie die Abschnitte zu Infektanfälligkeit, Allergien oder anderen umfassenderen Erkrankungen nochmals lesen.

Erforschen Sie die wirklichen Ursachen

Da Lapacho auf vielzählige Arten angewendet werden kann, suchen Sie sich die aus, die Ihnen am meisten zusagt. In jedem Fall sollten Sie Lapacho in irgendeiner Form einnehmen und auf die betroffenen Stellen auftragen.

Tee

Es empfiehlt sich, den Tee kurmäßig zu trinken. Bei hartnäckigen und langjährigen chronischen Hautveränderungen sollten Sie sich an das amerikanische oder brasilianische Rezept halten. Achten Sie aber unbedingt auf Reaktionen der Haut. Zu Beginn der Kur kann eine leichte Verschlimmerung eintreten, weil Giftstoffe aus dem Gewebe über die Haut ausgeleitet werden. Dies ist kein Grund zur Beunruhigung. Reduzieren Sie nötigenfalls die Einnahmemenge oder verdünnen Sie den Tee. Versuchen Sie es dann mit dem Grundrezept, aber geben Sie nicht gleich auf. Brechen Sie die Kur nur ab, wenn Sie das sichere Gefühl haben, daß der Tee Ihre Symptome dauerhaft verschlimmert oder daß Sie ihn nicht vertragen.

Leichte Erstverschlimmerung

Vollbad

Gönnen Sie sich öfter mal ein Lapachobad und lassen Sie die Wirkstoffe tief in Ihre Haut eindringen. Trocknen Sie sich nach dem Baden nicht ab, schlüpfen Sie einfach in einen Bademantel und legen Sie sich ins Bett.

Amulett

Auch das Amulett kann bei solchen Beschwerden gute Dienste leisten. Das Tragen der Rinde bewirkt eine andauernde Kraftübertragung, die nicht zu unterschätzen ist.

Übertragung von Kräften

Salbe

In Peru verwenden die Indianer die Blüten der Saúco-Pflanze (Holunder), die sie in Form von Abkochungen und Umschlägen verwenden, um der Haut Giftstoffe zu entziehen. In Mittel- und Südamerika gilt Holunder als altbewährter Blutreiniger und schweißtreibendes Mittel.

In dieser Salbe werden die antibakteriellen, wundheilenden und schmerzlindernden Eigenschaften von Lapacho durch die Holunderblüten und die Wacholderbeeren unterstützt. Sie lindert bzw. beseitigt den unangenehmen Juckreiz und die Schmerzen.

Holunder und Wacholder

> 250 ml Oliven- oder Sesamöl
> 4 gehäufte EL Lapachorinde
> 2 EL Holunderblüten
> 10 Wacholderbeeren, zerdrückt
> 15 g Bienenwachs
> 2 Kapseln Vitamin E
> 2 Tr ätherisches Zitronenöl

Bereiten Sie zunächst die Salbe laut Grundrezept zu. Fügen Sie dann die zusätzlichen Ingredienzien hinzu, vermeiden Sie aber auf jeden Fall, daß die Heilkräuter kochen. Sie sollten lediglich im warmen Öl ziehen, damit sie ihre Wirkstoffe auf das Öl übertragen.

Die Salbe ist mild, aber wirkungsvoll. Geben Sie daher nur kleine Mengen auf die betroffenen Hautpartien. Tragen Sie sie lieber mehrmals am Tag frisch auf.

Leiden Sie unter großflächigen Hautproblemen, können Sie auf die Beigabe des Bienenwachses verzichten. Dann erhalten Sie ein heilendes Öl, das sich leichter verteilen läßt.

! Beachten Sie auch die Anwendungen für Akne, Allergien, Angst und Unruhe und Infektanfälligkeit.

Erkältung und Bronchitis

Erkältung ist eigentlich eine Fehlbezeichnung für eine Erkrankung der Atemwege durch Rhinoviren. Je nach Art, man kennt inzwischen ca. 90 verschiedene, werden die Schleimhäute von Mund, Rachen, Nase, Kehlkopf oder der Luftröhre befallen und lösen so die bekannten Symptome wie Schnupfen, Husten, Heiserkeit, Kopfschmerzen, Augenbrennen, Gliederschmerzen, Abgeschlagenheit, vielleicht sogar Fieber aus.

> Statistisch gesehen kommt die Erkältung von allen Gesundheitsstörungen am häufigsten vor. Ständig leiden durchschnittlich ca. zwölf Prozent der Bevölkerung daran!

Häufigste Gesundheitsstörung

Lapacho

Die Kallawaya betrachten Luft als eine lebensnotwendige »Flüssigkeit«, die durch die Nase ein- und ausfließen muß, um die Gesundheit optimal zu erhalten. Schleim, eine sekundäre, schädliche Flüssigkeit, muß aus der Nase entfernt werden, damit der Fluß nicht gestört wird. Zur Reinigung von Nase und Nebenhöhlen inhalieren sie pulverisierte Pflanzen – ähnlich wie Tabak – durch die Nase.

Reinigung der Nase und der Nebenhöhlen

Andere Stämme der Andenregionen setzen den Atem ein, um mit den Elementen Luft und Wind zu kommunizieren. Durch den Atem verbinden sie sich mit dem Universum, mit allen Tieren und Pflanzen. Die richtige Atmung ist für sie nicht nur physische Lebensnotwendigkeit, sondern für die spirituelle Entwicklung und die Gesundheit der Seele ausschlaggebend.

Richtige Atmung

Eines der Naturvölker, die Ausangate in Südperu, nennen ihre Schamanen »Menschen, die den Atem besitzen«. Diese treten mit den Berggeistern in Kontakt, indem sie besonders tief ein- und ausatmen. Beim Einatmen nehmen sie Weisheit, Wissen und Macht auf, die Geschenke des großen Geistes an sie. Das Ausatmen gilt als ein Opfer für die Erde.

Lapacho wirkt antibakteriell, daher hilft er dabei, Keime abzutöten. Er ist zudem stark ausleitend und regt die Schleimhäute zu höherer Regeneration an. Gleichzeitig wirkt er beruhigend auf Schwellungen und Reizungen. Die immunstärkende Eigenschaft unterstützt die Genesung. Bei Erkältungen wird Lapacho auf vielfache Weise eingesetzt.

Tee

Fast alle Naturvölker Süd- und Mittelamerikas trinken bei Erkältungen Lapachotee. In Costa Rica und auf der Insel St. Kitts inhaliert man zuerst den heißen Dampf des Tees, bevor man ihn trinkt.

Während einer solchen Erkrankung ist die Flüssigkeitszufuhr in ausreichender Menge besonders wichtig, um Erreger auszuschwemmen und die Schleimhäute bei Abwehrreaktionen zu unterstützen. Nehmen Sie auf jeden Fall mehr als einen Liter Flüssigkeit am Tag auf, trinken Sie jedoch nicht nur Lapachotee, sondern auch andere Kräutertees, Säfte und vor allem viel pures Wasser.

Unterstützung der Abwehr

Folgende Variation des Lapachotees beruhigt, klärt den Kopf und lindert die Schmerzen.

1 l Lapachotee
2 EL Kamillenblüten
1 EL Lindenblüten

Kochen Sie den Lapachotee nach dem Basisrezept auf. Seihen Sie den nicht mehr kochenden Tee ab und übergießen Sie die restlichen Heilkräuter damit. Lassen Sie die Mischung gute zehn Minuten ziehen und seihen Sie sie nochmals ab. Trinken Sie täglich mindestens einen Liter dieses Tees über den Tag verteilt, bis die Symptome gänzlich verschwunden sind. Inhalieren Sie dabei auch den heißen Dampf.

Heilöl

Das Heilöl, laut Grundrezept hergestellt, eignet sich besonders gut zum Einreiben von Brust, Nacken und dem Bereich hinter den Ohren. Geben Sie statt des ätherischen Orangen- oder Patschuliöls zwei Tropfen ätherisches Zitronenöl und drei Tropfen ätherisches Thymianöl hinzu.

Tinktur

Weil die Tinktur stark kräftigend wirkt, empfiehlt sich ihre Anwendung während einer Erkältung nicht, da sie das Immunsystem überfordern könnte. Sie können es zur Vorbeugung benutzen oder sobald die akuten Symptome schwächer werden. Nehmen Sie fünf bis zehn Tropfen dieser Tinktur dreimal täglich ein, am besten vor den Mahlzeiten.

Vorbeugung

Kompresse

Tauchen Sie einen Waschlappen in starken, noch warmen Lapachotee und legen Sie ihn auf Ihre Stirn. Die Kompresse wirkt sehr entspannend und hilft zusätzlich dabei, die geschwollenen Nasenschleimhäute zu beruhigen.

Inhalation

Eukalyptus erreichte Bolivien und Peru erst im späten 19. Jahrhundert, doch ist er dort sehr beliebt; man nennt ihn »ocalipto«. Er wird für Tees und Inhalationen verwendet, die gegen Husten, Erkältungen und sogar Lungenentzündungen helfen.

Die Kallawaya stecken sich frische Eukalyptusblätter an ihre Hüte, um den Kopf vor der Hitze und der Sonne zu schützen. Dagegen legt man sich nasse Blätter in die Schuhe, um die Füße warm zu halten.

500 ml konzentrierter Lapachorindenaufguß
2 EL Eukalyptusblätter, getrocknet und gehackt
oder
3 – 5 Tr ätherisches Eukalyptusöl
2 EL Kamillenblüten, getrocknet
1 große Schüssel
1 großes Handtuch

Bereiten Sie die Inhalationslösung zu, wie im Grundrezept beschrieben. Geben Sie die Eukalyptusblätter und die Kamillenblüten in eine Schüssel und übergießen Sie sie mit dem kochenden Lapachoaufguß. Legen Sie sich das Handtuch über den Kopf, halten Sie ihn über die Schüssel und inhalieren Sie den Dampf tief. Sollte die Nase verstopft sein, atmen Sie durch den Mund ein und aus. Wiederholen Sie die Inhalation nicht öfter als dreimal am Tag.

Nicht öfter als dreimal täglich!

> Beachten Sie auch die Anwendungen für Fieber, Fieberbläschen, Halsweh und Heiserkeit, Husten, Kopfschmerzen und Ohrenschmerzen.

Fieber

Als Fieber bezeichnet man eine erhöhte Körpertemperatur. Es wird durch Infektionen oder durch Zerfall von Körperzellen bei Blutergüssen oder Knochenbrüchen verursacht oder tritt als Begleitsymptom nervöser Erscheinungen auf. Zusammen mit Fieber zeigen sich meist auch andere Symptome: Mattigkeit, allgemeines Krankheitsgefühl, Appetitlosigkeit, schnellerer Pulsschlag und beschleunigte Atemfrequenz, Kopfschmerzen, Fieberbläschen etc.

Symptome

Grundsätzlich schadet Fieber nicht, ganz im Gegenteil. Durch die erhöhte Körpertemperatur werden bestimmte Eiweißstoffe (Bakterien) abgetötet. Diese Wirkung nutzt man in der Medizin, man erzeugt ein künstliches Heilfieber. Früher wurde vor allem bei chronischen Krankheiten diese unspezifische Heiltherapie gewählt.

Schwächung des Organismus

Hält das Fieber jedoch lange an, schwächt es auf Dauer den Kreislauf und den ganzen Organismus. Die Entkräftung wiederum belastet das Immunsystem. Also sollte man immer zuerst die Ursache abklären und bei länger anhaltenden Fieberzuständen unbedingt einen professionellen Heiler aufsuchen.

Lapacho

Lapacho fördert die Ausleitung von Zerfallsprodukten, die während eines Fiebers entstehen. Zudem unterstützt er durch seine antibakterielle Wirkung das Immunsystem im Kampf gegen Erreger. Bei fiebrigen Zuständen empfiehlt es sich, den folgenden Tee schluckweise heiß zu trinken, sich gut in Decken einzuwickeln und zu schwitzen.

Fiebertee

Weidenrinde wirkt hauptsächlich fiebersenkend und schmerzlindernd. Diese Heileigenschaften nutzt man schon seit mehr als 2.000 Jahren. Schon bei den alten Griechen galt sie als eines der beliebtesten Heilmittel bei solchen Zuständen. Hippokrates, Hildegard von Bingen und Paracelsus lobten die Heilkräfte der Weiden.

Weide als Ergänzung

Die Druiden und die frühen Kelten nahmen die Weide als fünften Baum in ihr Baumalphabet auf. Zur Zeit der Weidenblüte feierten sie die Wiedergeburt der Natur. Naturvölker verbannten Krankheiten in hohle Weidenbäume.

500 ml Wasser
1 gehäufter EL Lapachorinde
1 EL Weidenrinde, klein geschnitten
1 EL Lindenblüten, getrocknet

Kochen Sie die Lapachorinde zusammen mit der Weidenrinde wie im Grundrezept beschrieben auf. Übergießen Sie mit dem heißen, abgeseihten Tee die Lindenblüten und lassen Sie sie zehn Minuten darin ziehen. Decken Sie die Mischung zu, damit der Tee warm bleibt. Seihen Sie ihn wieder ab und trinken Sie ihn möglichst heiß.

Kompressen

Steigt das Fieber schnell an, verwenden Sie kühle Lapachokompressen auf Hand- und Fußgelenken, um dem entgegenzuwirken. Verwenden Sie dazu abgekühlten Lapachotee oder Absud, dessen Zubereitung unter Voll- und Teilbad beschrieben ist. Tauchen Sie einen Waschlappen oder ein Handtuch hinein, wringen Sie das Tuch leicht aus und wickeln Sie es um die Hand- und Fußgelenke. Erneuern Sie die Kompresse, sobald sie sich aufgewärmt hat, sie sollte immer schön kühl sein. Messen Sie dabei immer wieder Ihre Temperatur.

Kühlung

Beachten Sie auch die Anwendungen für Angst und Unruhe, Fieberbläschen und Kopfschmerzen.

Fieberbläschen

Auf Fieberbläschen trägt man am besten die Lapachosalbe auf. Bereiten Sie diese nach dem Grundrezept zu, geben Sie jedoch zusätzlich noch drei Tropfen ätherisches Lavendelöl hinzu.

Sehr wohltuend ist auch die Anwendung des Gesichtsdampfbads, wie unter Akne beschrieben.

Fuß- und Hautpilze

Pilzsporen befinden sich ständig auf der Haut, in unserer Lunge und im Darm. Normalerweise schadet dies nicht, weil Pilze in einem gesunden Hautklima nicht gedeihen. Immunschwäche, mangelnde Pflege, Kleidung aus synthetischen Stoffen, zu starke Waschmittel und Seifen können das Hautklima jedoch so verändern, daß sie sich ausbreiten. Ein **Störung** Befall ist also immer auch ein Hinweis auf eine Störung im Hautgleich- **im Abwehr-** gewicht oder im Abwehrsystem. Daher sollte man in solch einem Fall **system** nicht nur die direkte Bekämpfung des Pilzes anstreben, sondern auch eine entsprechende Veränderung der Umstände.

Lapacho

Lapacho unterstützt den Organismus bei der Vorbeugung und Vernichtung von Pilzen in allen Bereichen.

Tee

Trinken Sie, abhängig von der Stärke des Befalls, täglich einen Liter Tee, den Sie laut Grundrezept zubereiten, und zwar kurmäßig. Er besitzt eine stark fungizide Wirkung und stärkt gleichzeitig das Immunsystem. Darüber hinaus bewirkt eine erhöhte Flüssigkeitszufuhr, daß **Ent-** durch eine verbesserte Reinigung und Entschlackung den Pilzen der **schlackung** Nährboden entzogen wird.

Tinktur

Bei starkem Befall können Sie zusätzlich zehn Tropfen Tinktur dreimal täglich – pur oder mit etwas Wasser bzw. Honig gemischt – jeweils vor den Mahlzeiten einnehmen. Zur Behandlung extrem juckender oder besonders gereizter Stellen empfiehlt es sich, Tropfen der Tinktur direkt aufzutragen. Hautstellen zwischen den Zehen erreichen Sie am besten mit einem Wattestäbchen, auf größere betroffene Bereiche legt man in Tinktur getränkte Wattepads.

Salbe

Sie können auch Lapachosalbe auf die Haut streichen. Diese Maßnahme eignet sich vor allem dann, wenn Sie Bewegung nicht verhindern und sich nicht in Ruhe hinlegen können. Beachten Sie aber dabei, daß ausreichend Luft an die betroffenen Hautstellen gelangt. Tragen Sie deshalb nicht ständig Salbe auf, dies gilt besonders für die Haut zwischen den Zehen.

Bad

Baden Sie die betroffenen Hautpartien in Lapachoaufguß, den Sie laut Grundrezept für Teilbäder herstellen. Bedenken Sie dabei aber, daß sich Pilze oftmals dann bilden, wenn das Gleichgewicht der Haut durch zu häufige Anwendung von Shampoos und Duschgels gestört wird. Liegt darin die Ursache des Pilzbefalls, raten wir vom Gebrauch von zuviel Seife ab. Verwenden Sie den Badezusatz aus Lapacho.

Gleichgewicht der Haut

Puder

Da Pilze besonders gut in feuchtem Klima gedeihen, sollten Sie darauf achten, daß Sie vor allem die Füße und die Bereiche zwischen den Zehen trocken halten. Zusätzlich hilft die Verwendung eines Puders – oder von Lapachorinde: Mahlen Sie dazu zwei gehäufte Eßlöffel Lapachorinde in einer Gewürz- oder Kaffeemühle staubfein. Nach jedem Waschen tragen Sie nun diesen Puder sparsam auf die Haut zwischen den Zehen auf, reinigen Sie die Füße am Abend nochmals mit einem Fußbad.

Hämorrhoiden

Sitzbad Zur Selbstbehandlung von Hämorrhoiden verwendet man am besten ein Sitzbad mit einem konzentrierten Lapachoaufguß, den Sie nach dem Grundrezept für Voll- und Teilbäder zubereiten. Dadurch werden die Schmerzen gelindert und, aufgrund des hohen Tanningehalts von Lapacho, die Hämorrhoiden zum Schrumpfen gebracht.

Anschließend können Sie zur Schmerzlinderung Lapachosalbe oder Massage- und Heilöl direkt auftragen. Trinken Sie auch Lapachotee, da er das Bindegewebe stärkt und so vor weiterer Hämorrhoidenbildung schützt.

Halsweh, Heiserkeit, Mandelentzündung

Ursachen Halsweh und Heiserkeit treten in den meisten Fällen nach einer Überanstrengung der Stimmbänder auf. Weiterhin erscheinen sie während Infekten wie Grippe, Angina und Erkältungen. Um eine Heilung zu erzielen, sollte man den Hals schonen, viel Flüssigkeit zu sich nehmen und Geduld aufbringen. Lapacho unterstützt den Heilungsprozeß.

Lapacho

In Kolumbien setzt man Lapachotee schon von jeher gegen Halsentzündungen ein. Aber auch die Malve gilt in solchen Fällen als beliebte Heilpflanze, besonders in der Volksmedizin Mittel- und Südamerikas, wo zahlreiche Arten dieser Pflanze wachsen: Malva alta, pie de leon, malvavisco, cheque ruphu, ruphu ruphu, um nur ein paar indianische Namen zu nennen. In Ecuador, Peru und Kolumbien braut man die Blätter zu einem Tee, der gegen Heiserkeit, Bronchitis, Kehlkopfentzündungen und gereizte Schleimhäute des Atemtrakts wirkt. Die Kallawaya verwenden Malve bei Husten, Verbrennungen, Fieber und Durchfallerkrankungen.

Malve Das folgende Rezept kombiniert die Heilkraft von Lapacho mit der der Malve. Da der Absud der Malve leicht schleimig ist, eignet er sich vor allem für die Behandlung der Schleimhäute, aber auch bei Mandelentzündungen. Aus Lapachorinde lassen sich besonders gut Gurgel- und Mundwässer herstellen, mit denen bei schmerzhaften Halsleiden gespült wird. Sie wirken antibakteriell und schmerzlindernd.

Halswohl-Gurgelwasser

250 ml Lapacho Gurgel- und Mundspülung
1 EL getrocknete Malvenblätter

Stellen Sie die Gurgel- und Mundspülung her, wie im Grundrezept beschrieben, jedoch ohne die Zitronenschale hinzuzugeben. Seihen Sie die Flüssigkeit ab und lassen Sie sie ganz abkühlen. Gießen Sie den Absud dann über die Malvenblätter und lassen Sie diese zwei bis drei Stunden darin ziehen, wobei Sie hin und wieder umrühren. Spülen Sie den Mund und gurgeln Sie je nach Bedarf.

Halswickel

Zusätzlich können Sie einen Lapacho-Halswickel anlegen: Tauchen Sie dazu ein kleines Handtuch in starken, warmen Lapachotee, den sie nach dem brasilianischen Rezept zubereiten. Wenn das Tuch sich voll-gesogen hat, wringen Sie es leicht aus. Legen Sie es sich um den Hals, umwickeln Sie es mit einem trockenen Tuch und einem dicken Woll-schal. **Brasiliani-sches Rezept**

 Beachten Sie auch die Anwendungen für Erkältung, Fieber, Husten und Kopfweh.

Haustierbehandlungen

In Guatemala verabreicht man Hunden den Lapachoabsud, um sie vor Tollwut zu schützen. Wir können die Effektivität dieser Anwendung nicht bestätigen, aber es hat uns auf die Idee gebracht, Lapacho auch bei Haustieren anzuwenden. Hier einige Beispiele: Mischen Sie dem nächsten Badewasser konzentrierten Lapachoabsud, den Sie nach dem Grundrezept für Voll- und Teilbäder zubereiten, unter. So werden Erreger, Pilze und Zecken abgewehrt. Die Salbe eignet sich zur Behandlung von Wunden. Da sie aus natürlichen Substanzen besteht, ist es nicht gefährlich, wenn Ihr Haustier sie ableckt. **Schutz vor Tollwut**

Hexenschuß

Bei Hexenschuß ist ein Lapachowickel aufgrund seines schmerzlindernden Effekts sehr zu empfehlen. Bereiten Sie ihn je nach persönlicher Vorliebe kühl oder warm zu.

Am besten lassen Sie sich gleich anschließend mit dem Massage- und
Heilöl massieren. Die Wirkung vertieft sich, und die Entspannung
wird gefördert.

Husten

Der Lapachosirup, den Sie laut Grundrezept zubereiten, lindert wunde,
rauhe und schmerzende Kehlen, zudem leitet er den Schleim aus. Hat
sich z.B. bei einem Husten viel Schleim gebildet, geben Sie bei der
Herstellung des Sirups zusätzlich einen Eßlöffel Anis hinzu.

 Beachten Sie auch die Anwendungen für Erkältung.

Insektenstiche

Jucken oder brennen die kleinen, lästigen Mückenstiche sehr, lindern
Sie dies mit einem Bad in einem leichten Lapachoaufguß oder mit einer
Kompresse. Machen sich die Stiche stärker bemerkbar oder entzünden
sie sich, kann man auch ein paar Tropfen Lapachotinktur pur auftragen.
Bei schmerzenden Wespen- oder Bienenstichen, die stark geschwollen
sind, eignet sich die Anwendung eines Kräuterumschlags.

Kater (»Hangover«)

Auch Lapacho kann keine Wunder bewirken, wenn man am Abend zuvor etwas über die Stränge geschlagen hat, aber mit dem nachfolgenden

Aufguß werden wenigstens die Symptome wie Übelkeit und Kopfschmerzen gelindert.

1 l Lapachotee
5 Nelken
1 EL Kamillenblüten
1 EL Pfefferminzblätter

Bereiten Sie den Lapachotee laut Grundrezept zu, geben Sie jedoch die Nelken zusammen mit der Lapachorinde in das Wasser. Seihen Sie die Flüssigkeit ab und übergießen Sie damit die restlichen Heilkräuter. Lassen Sie diese zehn Minuten darin ziehen, bevor Sie die Mischung abseihen. Trinken Sie den Tee gegen Hangover schluckweise über den Vormittag verteilt.

Kopfweh und Migräne

Kopfschmerzen treten selten als eigenständige Krankheit auf, sie erscheinen meist begleitend bei schweren Krankheiten im und am Kopf, also z.B. bei Tumoren, Infektionskrankheiten und Hals-Nasen-Ohren-Beschwerden. Sie können aber auch Ausdruck von Anspannung und Streß sein oder im Zusammenhang mit Allergien und Medikamentenunverträglichkeiten auftreten.

Ursachen

Da Kopfschmerz durch viele Faktoren verursacht werden kann, sollte bei dauerhaftem Auftreten der Auslöser von einem Arzt oder Heilpraktiker erforscht werden. Bei der Behandlung mit Lapacho werden diese Ursachen nicht unterschieden, daher beginnt man damit am besten sofort.

Lapacho

Da Patienten, die unter Kopfschmerzen leiden, sehr unterschiedlich reagieren, fällt es schwer, allgemeingültige Empfehlungen auszusprechen: Während ein Betroffener äußerst geruchssensibel reagiert, helfen dem anderen wohlriechende Düfte durchaus. Daher muß man die Behandlungsmethode jeweils individuell bestimmen. Hier einige Tips, mit deren Hilfe Sie Ihre persönliche Vorgehensweise entwickeln können:

Individuelle Behandlung

Tee

Lapachotee, zubereitet nach dem Grundrezept, ist leicht und sehr gut verträglich. Der Vanillegeruch übt besonders bei einer eventuell begleitenden Übelkeit wohltuende Wirkung aus. Außerdem läßt er sich gut mit anderen leichten Heilkräutern mischen. Wir empfehlen Melisse, Kamille und Lavendel, letzteren vor allem bei Migräne. Als Faustregel gilt: Übergießen Sie einen bis zwei Eßlöffel Heilkräuter mit einem Liter heißen Lapachotee und lassen Sie diese Mischung 15 Minuten ziehen. Seihen Sie die Flüssigkeit ab und trinken Sie sie über den Tag verteilt.

Tinktur

Direkte
Wirkung Die Tinktur wirkt schneller und direkter. Geben Sie einfach zwei bis vier Tropfen davon direkt unter die Zunge – so gelangt sie schneller in den Organismus. Wenn Ihnen der Geschmack zu stark ist, können Sie die Tinktur mit einem halben Teelöffel Wasser verdünnen.

Bäder

Bäder wirken grundsätzlich ausgesprochen entspannend. Legen Sie sich in das Blütenbad, die Rezeptur finden Sie bei den Anwendungen zu dem Chronischen Erschöpfungssyndrom. Leiden Sie zusätzlich zu den Kopfschmerzen auch unter Kreislaufschwäche, dann sollten Sie lieber Fußbäder vornehmen. Ein Wechselbad mit heißem und kaltem Lapachoaufguß lindert und erfrischt.

Salbe

Bereiten Sie die Salbe laut Grundrezept zu, geben Sie aber statt des ätherischen Zitronenöls zwei Tropfen ätherisches Pfefferminzöl hinzu. Massieren Sie sie dann in die Haut an den Schläfen oder anderen schmerzenden Stellen ein. Vermeiden Sie jedoch einen direkten Augenkontakt, das Pfefferminzöl brennt!

Wickel

Entspannung Auch ein Wickel wirkt sehr entspannend. Sie können den Lapachoaufguß in diesem Fall mit zwei Eßlöffeln Kamillenblüten anreichern, dadurch wird die Wirkung verstärkt.

Inhalation

Sie können Lapacho aber auch inhalieren, über die Nasenschleimhaut und die Riechzellen gelangen die Wirkstoffe der Heilpflanze direkt ins Gehirn. Je nach persönlicher Vorliebe können Sie auch hier den Lapachoabsud mit einem Eßlöffel andere Heilpflanzen anreichern, wie z.B. mit Pfefferminzblättern, Linden- oder Kamillenblüten.

! Beachten Sie auch die Anwendungen für Anämie, Angst und Unruhe, Chronisches Erschöpfungssyndrom und Kater.

Linderung
schmerz-
hafter
Symptome

Krampfadern

Mit Lapacho kann man Krampfadern nicht heilen, aber die schmerzvollen Symptome lindern. Dafür bereiten Sie einen Aufguß zu, wie er für Prellungen beschrieben ist. Lassen Sie ihn aber ganz abkühlen. Tränken Sie ein kleines Handtuch o.ä. damit und wickeln Sie es um den Bereich, in dem die Krampfadern entstanden sind, herum. Legen Sie die Beine hoch. Wiederholen Sie die Behandlung so oft Sie wollen, mindestens aber einmal am Tag insgesamt einen Monat lang.

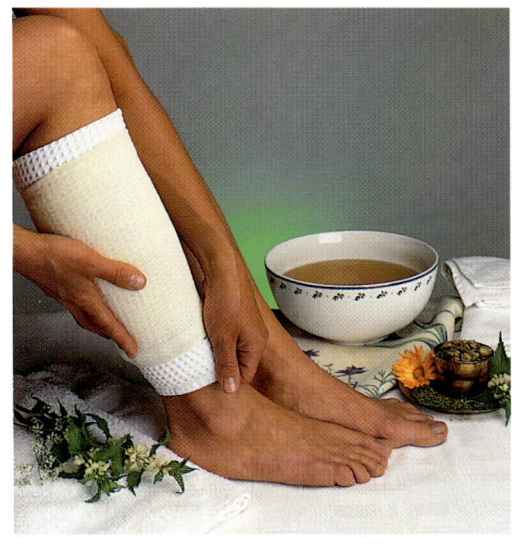

*Lapacho zur
Behandlung von
Krampfadern*

Magenbeschwerden

Magenbeschwerden treten in verschiedenen Formen auf: als Blähungen, Sodbrennen, Übelkeit, Magenschmerzen etc. Da bei der Behandlung mit Lapacho nicht zwischen ihnen unterschieden wird, ist es nicht nötig, jede Art einzeln aufzuführen. Mit Lapacho regulieren Sie Ihre Verdauung.

Die meisten Magenbeschwerden entstehen durch falschen Umgang mit Nahrung: hastiges Essen, zu fette und zu üppige Speisen, einseitige Ernährung usw. In solchen Fällen kann Lapacho zwar, wenn auch nur bedingt, die akuten Symptome lindern, aber nicht deren Ursache. Unvernünftiges Eßverhalten kann nur von der betroffenen Person selbst geändert werden.

Richtige
Ernährung

Den Heilsystemen der Naturvölker liegt das Konzept der Balance zugrunde. Der Mensch muß den Naturgesetzen folgen und sie respektieren. Überfluß und falscher Umgang bringen den Körper aus dem Gleichgewicht.

Lapacho

Die Kallawaya vergleichen den Körper mit einem Berg und seinen Wasserwegen. Der Körper befindet sich in der Senkrechten, durch verschiedene Öffnungen fließen Luft, Wasser, Blut und Fett zum Herzen hin und von ihm weg. Die Kallawaya betrachten diese Bestandteile des Körpers als verschiedene »Flüssigkeiten«. Das Herz stellt das Zentrum der »Destillierung« dar, von dem die Atemtätigkeit, die Fortpflanzung und die Verdauung ausgehen. Während dieser Prozesse entstehen gewisse sekundäre »Flüssigkeiten«, wie z.B. Galle, Schleim, Kot, Schweiß, Urin und Blähungen. Wenn sich diese »Säfte« im Körper einlagern, entwickeln sie giftige Eigenschaften, und daher müssen sie entfernt werden. Dazu benutzt man Bäder, Einläufe, Diäten und Fastenkuren. Die Ursachen der Ansammlung sind vielfältig, da der Körper, wie auch der Berg, vielen unterschiedlichen Einflüssen von außen ausgesetzt ist.

Herz als Zentrum

Tee

Lapacho kann besonders bei Verdauungsbeschwerden verschiedenartig eingesetzt werden. Er unterstützt und fördert die Prozesse in Magen und Darm, beruhigt die Magenschleimhäute, reguliert die Säuresekretion und heilt Reizungen. Außerdem regt er den Gallenfluß und die Ausleitung von Gift- und Schlackstoffen an. Die kurmäßige Anwendung kann man als Reinigung für den gesamten Darm betrachten.

Reinigung des Darms

Allerdings sollte es nicht zur Gewohnheit werden, Lapachotee nach jeder Mahlzeit als Verdauungshilfe zu trinken. Denken Sie daran, eine sinnvolle, bewußte Ernährungsweise kann nicht durch Hilfsmittel ersetzt werden. Lapachotee dient der Heilung, der dauerhafte Gebrauch bringt das Verdauungssystem wieder auf Vordermann.

Magenwohl

Dieses Tonikum hilft bei jeder vorübergehenden Verdauungsstörung wie Blähungen, Sodbrennen oder Übelkeit. Es stärkt außerdem das ganze Verdauungssystem.

Anis wird in der Andenregion »anís del campo« und »pampa anisa« genannt. Man verabreichte ihn dort, wie übrigens auch hier in Europa, immer schon bei allen Arten von Magenbeschwerden.

In Peru kaut man eine kleine Handvoll Anissamen, um Schluckauf zu beseitigen. Dieser läßt sich in den meisten Fällen ebenfalls auf Verdauungsbeschwerden zurückführen.

> 1 l Wasser
> 2 gehäufte EL Lapachorinde
> 1 kleines Stück frische Ingwerwurzel, ca. 2 – 3 cm, geschält und in dünne Scheiben geschnitten
> 1/2 EL Kalmuswurzel, geschnitten und getrocknet
> 1 EL Anis, leicht zerdrückt

Bringen Sie das Wasser mit der Lapachorinde, dem Ingwer und der Kalmuswurzel zum Siedepunkt und lassen Sie diesen Tee langsam ohne Deckel köcheln, bis er ungefähr auf die Hälfte der Flüssigkeitsmenge reduziert ist. Nehmen Sie ihn dann von der Herdplatte und rühren Sie den Anis in den noch heißen Tee ein. Lassen Sie diese Mischung weitere 15 Minuten ziehen. Seihen Sie das Tonikum ab, lassen Sie es abkühlen und geben Sie es in eine lichtundurchlässige Glasflasche. Süßen Sie es nicht, dies könnte erneute Magenprobleme verursachen. Nehmen Sie jeweils einen Eßlöffel vor den Mahlzeiten ein.

Keinen Zucker verwenden!

Bei akuten Blähungen oder bei Sodbrennen können Sie auch einen Eßlöffel des Tonikums mit einer halben Tasse warmem Wasser vermischen und schluckweise trinken.

Arzneiwein

Zur Beruhigung leichterer Verdauungsprobleme eignet sich auch der Lapachoarzneiwein. Sie können bei der Herstellung zusätzlich zwei Eßlöffel getrocknete Pfefferminzblätter hinzugeben. Trinken Sie ein Schnapsglas von dem Wein, dies sollte ausreichen, um akute Beschwerden zu lindern.

Wickel

Der Lapachowickel empfiehlt sich vor allem bei Problemen an der Leber und der Galle. Gehen Sie vor, wie im Grundrezept beschrieben. Legen Sie ihn am besten auf den rechten oberen Quadranten ihres Unterbauches an, also direkt über der Leber. Wickeln Sie diesen Bereich täglich, z.B. vor dem Schlafengehen.

Tägliche Anwendung

! Beachten Sie auch die Anwendungen für Angst und Unruhe, Magengeschwüre und Verstopfung.

Magengeschwüre

Vielfältige Ursachen

Als Magengeschwür bezeichnet man eine Verletzung der Magenschleimhaut. Dadurch entfällt der Schutz der Magenwände vor den Angriffen durch die Magensäure, Schmerzen entstehen. Die Ursachen sind vielfältiger Natur: Hastiges Essen und falsche Ernährung gehören ebenso dazu wie Alkohol- und Nikotinmißbrauch. Zudem hat man ein Bakterium entdeckt, die zu Magengeschwüren führt, nämlich das Helicobacter pylori.

Lapacho

Lapacho wirkt nicht nur schmerzlindernd, er trägt auch wesentlich zur Ausheilung der Geschwüre bei, weil er etwaigen Bakterienbefall bekämpft, die Säuresekretion reguliert und die Schleimhäute zusammenzieht. Diese Eigenschaften beschleunigen die Wundheilung.

Integrieren Sie neue Muster

Das Trinken von Lapachotee sollte jedoch keinesfalls als Ersatz für ein geordnetes Leben betrachtet werden. Patienten, die unter Magengeschwüren leiden, führen oft ein sehr hektisches oder chaotisches Leben mit unregelmäßigen Lebens- und Eßgewohnheiten. Betrachten Sie die Zubereitung und den Genuß des Tees als Ritual. Nutzen Sie die Zeit, sich dabei zu entspannen. Beginnen Sie damit, einen geordneten Rhythmus und neue positive Muster in Ihr Leben zu integrieren.

Wohlriechender Magentee

Die folgende Anwendung erfüllt gleich mehrere Funktionen: Sie ist nicht nur eine Wohltat für Magen und Schleimhaut, sondern auch für die Nase und das Gesamtbefinden. Genießen Sie den Duft der Heilpflanzen. Trinken Sie den Tee regelmäßig, und zwar einen Monat lang jeden Tag zur gleichen Zeit. Legen Sie dann eine zweiwöchige Pause ein und beobachten Sie die Veränderungen.

Stimulation der Milchdrüsen

Fenchel heißt in Mittelamerika »hinojo«, er wird für zahllose Anwendungen benutzt. Man kocht ihn mit Milch auf, um die Produktion der Milchdrüsen bei Schwangeren und Stillenden zu stimulieren. Seine Samen werden geröstet und gemahlen, dieses Pulver gibt man auf Wunden, um deren Heilung zu fördern. Die Kallawaya und auch andere Indios in den Anden verwenden die Samen, um Magenbeschwerden zu lindern.

> 1 l Lapachotee
> 1 EL Süßholz, gehackt
> 1 EL Fenchelsamen, zerstoßen
> 2 EL Melissenblätter, getrocknet

Bereiten Sie den Lapachotee laut Grundrezept zu und rühren Sie die anderen Heilkräuter in den noch heißen Tee ein. Sie können die Flüssigkeit nach etwa 15 Minuten abseihen und trinken. Es ist nicht nötig, den Tee zu süßen, da das Süßholz ihm bereits eine süße Note verleiht.

Wickel

Bei akuten Magenschmerzen wirkt ein Lapachowickel Wunder. Bereiten Sie den Aufguß zu, wie im Grundrezept beschrieben, und folgen Sie den Anweisungen.

! Beachten Sie auch die Anwendungen für Magenbeschwerden.

Menstruationsbeschwerden

Unter dieser Rubrik fassen wir hier alle Beschwerden rund um die Menstruation zusammen, wie z.B. das Prämenstruelle Syndrom (PMS) und die schmerzhafte Regelblutung (Dysmenorrhöe).

Lapacho

Lapacho hat eine allgemein günstige Wirkung bei Menstruationsbeschwerden: Er wärmt, lindert die Schmerzen, er wirkt revitalisierend und beruhigend auf das Gemüt. Zudem beugt er aufgrund seines hohen Eisengehalts den Folgen des Blutverlusts wie Anämie, Leistungsabfall und Müdigkeit vor.

Beruhigung und Linderung

Bei vielen Naturvölkern wird die monatliche Regelblutung für den Rückzug und die Regeneration genutzt. Die Frauen nehmen sich Zeit für sich, sie meditieren und ernähren sich anders als sonst. Sie essen hauptsächlich leichtere Kost: Gemüse- und Fleischbrühen, Kräutertees, frische Pflanzensäfte sowie frisches Obst und Gemüse. Dies entlastet den Organismus und versorgt den gestreßtes Körper mit den lebensnotwendigen Vitalstoffen.

Tee

Der Lapachotee wirkt vor und während der monatlichen Regel. Bereiten Sie ihn nach dem Grundrezept zu und trinken Sie zunächst einmal kurmäßig täglich einen Liter. Beginnen Sie mit der Einnahme schon zwei Tage, bevor die Symptome erscheinen, und führen Sie sie zwei Tage darüber hinaus fort. Sobald Sie feststellen, daß sich die Gesamtdauer dieser Beschwerden verkürzt, reduzieren Sie auch die Anzahl der Tage, an denen Sie Lapachotee einnehmen.

Tinktur

Um die Wirkung der Therapie zu verstärken, können sie anfangs zusätzlich die Tinktur einnehmen, und zwar fünf bis zehn Tropfen dreimal täglich vor den Mahlzeiten, entweder pur oder mit etwas Wasser.

Krampflösendes Tonikum

Appetit-losigkeit und Übelkeit

Dieses Tonikum löst nicht nur die Krämpfe, es wirkt auch der Appetitlosigkeit und der Übelkeit entgegen. Obwohl es wie ein Tee zubereitet wird, sollte es aufgrund seiner intensiven Wirkung nur in kleinen Mengen (löffelweise!) eingenommen werden.

> 500 ml Wasser
> 2 EL Lapachorinde
> 1 kleine Zimtstange
> 1 EL Ringelblumenblüten
> etwas Honig

Lassen Sie das Wasser mit der Lapachorinde und der Zimtstange 15 Minuten lang kochen. Schalten Sie dann den Herd aus und lassen Sie die Mischung weitere zehn Minuten ziehen. Seihen Sie sie ab und übergießen Sie die Ringelblumenblüten damit. Süßen Sie den noch warmen Tee mit etwas Honig. Lassen Sie ihn dann ganz abkühlen. Nehmen Sie jeweils einen bis zwei Eßlöffel davon vor den Mahlzeiten.

Intimbad

Lösen von Stauungen

In der Frauenheilkunde vieler Naturvölker werden Störungen während der Menstruation als ein Zeichen von Stauung interpretiert: der natürliche Rhythmus ist ins Stocken geraten. Eine uralte Praxis, um diese Stauungen zu lösen, ist das Dampfbad.

> 1 l Wasser
> 4 EL Lapachorinde
> 2 EL Brombeerblätter, getrocknet
> 2 EL Frauenmantel, getrocknet

Bringen Sie die Lapachorinde mit dem Wasser zum Siedepunkt und lassen Sie die Mischung ca. 15 Minuten köcheln. Geben Sie die Brombeerblätter und den Frauenmantel in die flache Schüssel und übergießen Sie sie mit dem Lapachoaufguß, ohne diesen vorher abzuseihen. Hocken Sie sich über die Schlüssel, so daß die Dämpfe in Ihre Vagina aufsteigen können. Sie wärmen den Körper, die Wirkstoffe gelangen über die Schleimhaut in den Organismus.

! Beachten Sie auch die Anwendungen für Anämie, Angst und Unruhe, Chronisches Erschöpfungssyndrom, Kopfweh und Migräne und Magenbeschwerden.

Muskelkater

Muskelkater entsteht durch die Ansammlung von Milchsäure in der Muskulatur, wodurch kleine Entzündungen hervorgerufen werden. Daher empfiehlt es sich, Lapachotee zu trinken, da er eine ausleitende Wirkung hervorruft.

Die Lapachoeinreibung eignet sich hervorragend für besonders beanspruchte Muskeln. Reiben Sie die betroffenen Körperbereiche damit ein oder massieren Sie die Muskeln langsam und bis tief in das Gewebe hinein, bis sich eine wohlige Wärme darin ausbreitet. So entfaltet sich die Wirkung am besten.

Massage der betroffenen Muskeln

Nieren(becken)entzündung

Die Niere zählt zu den Ausscheidungsorganen. Sie filtert das Blut und den Harn über die Nierenbecken und Harnwege. Auf diesem Weg kommt es im Falle bakterieller Infektionen der unteren Harnwege auch manchmal zu einer Entzündung des Nierenbeckens oder der Niere.

Die innere Ursache für Nierenentzündungen kann ein eingeklemmter Nierenstein sein, der den Harnweg verschließt und so eine Brutstätte für Bakterien bildet. Aber auch Infektionen, die die Niere befallen, lö-

Innere Ursachen

sen diese Krankheit aus. In jedem Fall ist eine Nierenentzündung eine sehr ernstzunehmende, unter Umständen sogar lebensbedrohliche Erkrankung, die unbedingt von einem Arzt oder Heilpraktiker betreut werden sollte.

Die Indios der peruanischen Andenregion bezeichnen alle Arten von Nierenerkrankungen als »enfermedad loro«. Sie glauben, daß diese durch Urin verursacht werden, der sich im Körper gesammelt und gestaut hat. Ausgelöst werden kann dies durch sehr unterschiedliche Faktoren, z.B. durch den Genuß von trockenem Käse, von scharfen Chilischoten, durch Kaffeetrinken oder nach übermäßiger körperlicher Anstrengung. All diese Verhaltensweisen »überhitzen« den Nierenbereich, wodurch eine Erkrankung entsteht. Bläst ein kalter Wind auf den Rücken, kann sich die Situation verschlimmern und die Entzündung vorantreiben.

Dieses Bild einer Nierenentzündung, das auf den ersten Blick merkwürdig oder befremdlich wirkt, hat auch bei uns Parallelen. Die westliche Schulmedizin geht ebenfalls davon aus, daß unsere Gesundheit **Funktion der** stark von der Ausleitung über die Nieren abhängt. Setzt deren Funktion **Nieren** aus, werden wir in kürzester Zeit vergiftet (Urämie). Als schädigende Einflüsse, die zu einer Erkrankung der Nieren führen, werden auch der übermäßige Genuß von Alkohol, Nikotin und Zucker gewertet, selbst der hohe Konsum scharfer Gewürze kann die Nieren überfordern. Des weiteren trägt Unterkühlung dazu bei, daß diese Organe nicht richtig funktionieren. Eiskalte Getränke, Zugluft und Frösteln nach Durchnässung sind »Gift« für die Nieren.

Lapacho

Die Heileigenschaften von Lapacho zeichnen sich in diesem Bereich durch eine große Bandbreite aus. Handelt es sich bei der Störung um **Anti-** einen bakteriellen Infekt, kommen dem Erkrankten die antibakteriel**bakterielle** len Eigenschaften zugute. Lapacho wirkt schmerzlindernd und beruhi**Wirkung** gend auf die Schleimhäute. Zudem leitet er aus, treibt den Harn und entgiftet, ein wichtiger Schritt zur Heilung aller Nieren- und Blasenstörungen. Natürlich können Sie Lapacho in unterschiedlichen Formen anwenden. Folgende Kur hat sich bei Nierenproblemen bewährt:

Tee

Trinken Sie mindestens einen Liter Lapachotee – nach dem Grundrezept zubereitet – über den Tag verteilt. Zusätzlich sollten Sie unbedingt weitere zwei Liter Flüssigkeit aufnehmen, einerseits um die Niere zu spülen, andererseits um zu verhindern, daß die Bakterien brüten können. Dazu eignen sich vor allem pures Wasser, alle möglichen Kräutertees, z.B. aus Brennesseln oder Kamille, aber auch eine einfache Gemüsebrühe, die zur Stärkung beiträgt.

Flüssigkeits-aufnahme

Tinktur

Nehmen Sie vor allem zu Beginn der Behandlung zusätzlich die Lapachotinktur ein, um der Entzündung massiv zu begegnen. Die Dosis sollte je fünf Tropfen bis zu fünfmal täglich betragen.

Kräutersäckchen

Im zweiten Schritt sollten Sie ein Kräutersäckchen auflegen. Dies bewirkt zweierlei: Einerseits führen Sie sich Wärme zu, zum anderen erreichen die Wirkstoffe der Lapachorinde das Organ direkt.

Direkte Wirkung

Sie benötigen dazu ein Säckchen aus dünnem Naturstoff wie Leinen oder Baumwolle, das Sie über beide Nieren legen können (also ca. 30 mal 20 Zentimeter groß). Ansonsten kann man auch dünne Sommersocken aus reiner Baumwolle benutzen. Füllen Sie das Säckchen mit Lapachorinde, bis es wie ein kleines Kissen aussieht. Binden Sie es zu und legen Sie es für fünf bis zehn Minuten in sprudelndheißes Wasser. Nehmen Sie es heraus und lassen Sie es abtropfen. Warten Sie aber einen Moment, bevor Sie es leicht ausdrücken (Vorsicht, Verbrennungsgefahr!). Sobald es auf eine angenehm warme Temperatur abgekühlt ist, legen Sie es auf den Nierenbereich. Decken Sie es mit einem dicken Badetuch zu, bei Bedarf können Sie noch eine Wolldecke darübergeben.

Ohrenschmerzen

Zur Linderung leichter Ohrenschmerzen reicht es in den meisten Fällen aus, eine warme Kompresse hinter das Ohr bzw. auf das Ohr zu legen. Bereiten Sie dafür den Aufguß laut Grundrezept zu.

Warme Kompressen

Sie können aber auch das Massage- und Heilöl zubereiten, dem Sie fünf Tropfen ätherisches Lavendelöl (statt Patschuli- oder Orangenöl) hinzufügen, und dieses hinter dem Ohr auftragen.

Prellungen und blaue Flecken

> 250 ml Wasser
> 1 gehäufter EL Lapachorinde
> 1 EL Arnikablüten

Bringen Sie das Wasser und die Lapachorinde zum Siedepunkt und lassen Sie den Aufguß 15 Minuten leicht köcheln. Schalten Sie den Herd aus, die Flüssigkeit sollte weitere zehn Minuten ziehen. Fügen Sie die Arnikablüten hinzu und lassen Sie diese Mischung weitere zehn Minuten ziehen. Sobald sie auf lauwarme Temperatur abgekühlt ist, tauchen Sie eine Kompresse oder einen Waschlappen hinein. Legen Sie das Tuch auf die betroffene Stelle, wir empfehlen eine Einwirkzeit von 15 Minuten. Anschließend können Sie die Flecken mit etwas Lapachosalbe oder -öl einreiben.

Prostataleiden

Symptome Die Symptome der unterschiedlichen Prostataleiden ähneln sich: Beschwerden beim Wasserlassen, Nachtröpfeln, Druckgefühl in der Blase, im Unterbauch und im Darm. Bei einer akuten Entzündung kommen dazu noch Fieber, brennende Schmerzen und eventuell sogar Ausfluß.

Nur etwa 30 Prozent der Prostataleiden sind durch eine Infektion bedingt. Häufig werden derartige Beschwerden aber auch durch eine »Reizblase«, durch eine Vergrößerung der Prostata, durch psychische Faktoren oder durch eine sogenannte Prostatopathie, bei der ein Patient nur scheinbar, aber nicht nachweisbar an einer Entzündung leidet, hervorgerufen.

**Selbst-
behandlung
erfordert
Geduld** Die Selbstbehandlung von Prostataleiden erfordert sehr viel Geduld, denn die Symptome klingen meist nur langsam ab. Beobachten Sie sich genau: Falls sich die Symptome verschlimmern, Blut im Urin auftaucht oder neue Schmerzen auftreten, müssen Sie unbedingt einen Arzt oder Heilpraktiker aufsuchen.

Bei allen Prostataleiden sollten Sie zuerst einmal für Entspannung sorgen. Wenn eine Schwellung der Prostata auf die Blase drückt, ist dies häufig ein Signal dafür, daß der Mensch auch in anderen Lebensbereichen unter starkem Druck steht. Der Urinstrahl wird dünn, das Gesamtbefinden verschlechtert sich. Das wiederum wirkt belastend auf die Psyche und verursacht weiteren Druck, es entsteht ein Teufelskreis.

Lapacho

Lapacho heilt viele Symptome, die bei den verschiedenen Prostataleiden auftreten.

Männertee

Selbstverständlich können Sie Lapachotee auch pur trinken, doch mit Schachtelhalm, Löwenzahn und Brennessel unterstützen Sie seine Wirkung. Schachtelhalm (bei uns auch Zinnkraut genannt) ist in der gesamten Andenregion zu finden; dort heißt er »Cola de Caballo«. Die Kallawaya schätzen ihn sehr und setzen ihn bei fast allen Urogenitalleiden ein, da er unter anderem antiseptisch wirkt. Weiterhin wird er bei Schwellungen der Hoden eingesetzt, aber auch um schlecht heilende Wunden zu waschen und um den Haarwuchs zu stimulieren.

Antiseptische Wirkung

> 1 l Lapachotee
> 2 EL Schachtelhalm, getrocknet
> 1 EL Löwenzahn, getrocknet
> 1 EL Brennesseln, getrocknet

Bereiten Sie den Lapachotee nach dem Grundrezept zu und kochen Sie schon während der letzten fünf Minuten den Schachtelhalm mit. Nehmen Sie den Topf von der Herdplatte und lassen Sie die Flüssigkeit dann weitere zehn Minuten ziehen. Seihen Sie sie ab und übergießen Sie die restlichen Heilkräuter damit. Nach weiteren zehn Minuten Ziehdauer seihen Sie diese Mischung nochmals ab. Trinken Sie diesen Tee täglich eine Woche lang, dann nehmen Sie den puren Lapachotee – nach dem Grundrezept zubereitet – drei Wochen lang zu sich. Anschließend daran können Sie wieder den Männertee anwenden.

Kompresse

Zusätzlich empfiehlt sich eine Lapachokompresse, die Sie auf den Unterleib bzw. die Blasengegend auflegen. Dies läßt nicht nur die Schwellung zurückgehen, sondern führt auch zu allgemeiner Entspannung.

Entspannung

Bad

Sie können sich auch in der Badewanne entspannen. Bei Prostataleiden geben Sie statt des Lapachobadezusatzes den oben beschriebenen Männertee als Zusatz in das heiße Badewasser.

 Beachten Sie auch die Anwendungen für Angst und Unruhe.

Rheuma, Arthritis und andere Gelenkleiden

Rheuma und Arthritis zählen zu den autoaggressiven Krankheiten, d.h., der Körper richtet sich gegen sich selbst. Dabei werden zunächst die Knochenzellen angegriffen, im weiteren Verlauf aber auch die Organe. **Schubweiser Verlauf** Diese entzündliche Krankheit verläuft in Schüben. Als typische Symptome treten Morgensteifigkeit, Bewegungs- und Druckschmerz sowie Schwellungen an den betroffenen Gelenken auf. Diese können sich im fortgeschrittenen Stadium spindelförmig verformen.

Lapacho

Einer Vielfalt von Beschwerden stehen die verschiedensten Anwendungsmöglichkeiten gegenüber. Da jeder Mensch auf Gelenkleiden unterschiedlich reagiert, dürfen Sie sich nicht blind auf unsere Empfehlungen verlassen. Sie müssen Ihren Weg innerhalb der hier angegebenen Möglichkeiten selbst finden. Lassen Sie sich dabei von nachfolgenden Anwendungen inspirieren.

Tee

Bei allen Formen von Gelenkleiden empfiehlt es sich, je nach individueller Verträglichkeit täglich bis zu einem Liter Lapachotee – zubereitet nach dem Grundrezept – zu trinken. Aufgrund seiner entschlackenden und blutneutralisierenden Eigenschaften hilft er bei den auftretenden Beschwerden.

Tinktur

Zusätzlich können Sie die Tinktur einnehmen, wir empfehlen eine Dosis von fünf bis zehn Tropfen dreimal täglich. Sie stimuliert den Stoffwechsel und erhöht die Ausscheidungsrate. Zudem unterstützen ihre Wirkstoffe das Immunsystem, regulieren entzündliche Prozesse und lindern die Schmerzen.

Stimulation des Stoffwechsels

Heilöl

Rosmarin gilt weltweit als eine der stärksten Heilpflanzen gegen Schmerzen. Außerdem verströmt sie einen angenehmen Geruch und nimmt so Einfluß auf das gesamte Wohlbefinden. Der hohe Gehalt ätherischer Öle bietet vielfältige Einsatzmöglichkeiten, sowohl innerlich als auch äußerlich. Die Spanier brachten Rosmarin nach Peru, wo die Pflanze heute prächtig gedeiht. In Ecuador verwendet man sie als Bestandteil einer Salbe, die gegen rheumatische Schmerzen eingesetzt wird. In der gesamten Andenregion findet sich Rosmarin in vielen Haushalten, z.B. in Form von Badezusätzen, Mundwässer und Tees.

Rosmarin

Bereiten Sie das Massage- und Heilöl zu, wie im Grundrezept beschrieben, reduzieren Sie die Menge der Lapachorinde aber von sechs auf vier Eßlöffel. Statt dessen geben Sie noch zwei Eßlöffel Rosmarinnadeln hinzu. Verwenden Sie das Öl, wann immer es Ihnen angenehm erscheint. Besonders wirkungsvoll ist es, wenn Sie es leicht anwärmen, bevor Sie es auftragen.

Räucherung

Die Kallawaya schwören auf die folgende, eher etwas ungewöhnliche Anwendung der Rosmarinpflanze. Nach alter Tradition wird ein Patient, der unter Muskelschmerzen und Muskelkrämpfen leidet, in einen Poncho eingewickelt. Dann verbrennt man Rosmarinnadeln, der Patient muß den entstehenden Rauch inhalieren.

Wickeln Sie sich also in eine warme Decke und geben Sie dann einen Teelöffel Lapachorinde und einen Teelöffel Rosmarinnadeln auf ein glühendes Kohlestückchen (in esoterischen Buch- und Duftläden zu erwerben). Inhalieren Sie den Rauch nicht unmittelbar, sondern warten Sie, bis sich die Atmosphäre mit ihm erfüllt hat. Entspannen Sie sich und lassen Sie sich von dem Rauch davontragen oder übergeben Sie ihm Ihre Schmerzen.

Entspannen Sie sich!

Arzneiwein

Seit jeher wird Rosmarinwein in Europa bei Herz- und Kreislaufproblemen, aber auch bei Gelenkschmerzen eingesetzt. Gehen Sie nach dem Grundrezept für Lapachowein vor, verwenden Sie statt der fünf Eßlöffel Lapachorinde nur drei und geben Sie zwei Eßlöffel Rosmarinnadeln dazu. Verzichten Sie auf die Zugabe von Zucker, da dieser die Gelenkbeschwerden verstärken kann. Nehmen Sie von dem Wein täglich einen Eßlöffel ein.

> Beachten Sie auch die Anwendungen für Allergien, Angst und Unruhe, Infektanfälligkeit und Muskelkater.

Schnittwunden und Abschürfungen

Erst-maßnahme

Die meisten Schnittwunden kann man problemlos selbst behandeln, größere Verletzungen sollten jedoch immer von einem Arzt untersucht werden. Bei allen Hautverletzungen empfiehlt sich als Erstmaßnahme das Ausdrücken der Wunde, um sicherzustellen, daß keine Erreger in das Gewebe oder in die Blutbahnen gelangen.

Lapacho

Lapacho fühlt sich mild und angenehm auf der Haut an. Aufgrund seiner antibakteriellen, entzündungshemmenden und wundheilenden Eigenschaften eignet er sich hervorragend zur Behandlung von kleineren und größeren Hautverletzungen.

Reinigungsbad bei Verletzungen

250 ml Wasser
2 EL Lapachorinde
1 EL Lavendelblüten

Erhitzen Sie Wasser und Lapachorinde bis zum Siedepunkt und lassen Sie die Mischung zehn Minuten leicht köcheln. Nehmen Sie sie vom Feuer und lassen Sie sie weitere zehn Minuten ziehen. Seihen Sie die Flüssigkeit ab und übergießen Sie mit dem noch heißen Tee die Lavendelblüten. Nach weiteren zehn Minuten Ziehdauer können Sie auch diesen Aufguß abseihen und abkühlen. Weichen Sie Watte oder kleine Bandagen ein, pressen Sie sie gut aus und reinigen Sie damit die Wunde. Sie können statt dessen auch die Wunde direkt in dem Aufguß baden.

Salbe

Zur Nachbehandlung eignet sich die Salbe. Sobald die Wunde sich schließt, können Sie sie direkt auf die verletzte Stelle streichen. Wiederholen Sie die Anwendung zwei Tage lang. Am dritten Tag sollte Luft an die Verletzung gelangen, so daß sie trocknen kann.

Nachbehandlung

Kräuterumschlag

Bei schlechtheilenden Wunden oder Abschürfungen eignet sich ein Kräuterumschlag, den Sie nach den Anweisungen des Grundrezepts durchführen. Verwenden Sie aber etwas weniger von der Lapachorinde, geben Sie statt dessen einen Teelöffel Lavendelblüten hinzu. Legen Sie den Kräuterumschlag über eine Dauer von drei Tagen täglich neu auf.

Schuppen

Schuppen werden meistens von Pilzen verursacht. Diese breiten sich vor allem dann auf der Haut aus, wenn der Organismus insgesamt aus dem Gleichgewicht geraten ist oder wenn das Klima der Kopfhaut nicht ausgeglichen ist, z.B. durch die Verwendung zu starker Shampoos, durch Färben oder Haargel. Da Lapacho stark fungizid wirkt, eignet er sich auch zur Behandlung dieser Hautpilze.

Pilze verursachen Schuppen

Die Spülung nach folgendem Rezept beseitigt nicht nur die Schuppen, sondern auch die Begleitsymptome wie Jucken und Brennen. Darüber hinaus pflegt sie die Haare und die Kopfhaut.

> 500 ml Lapachotee
> 1 EL Rosmarinnadeln
> 1 EL Kamillenblüten

Für eine leichte Spülung übergießen Sie die Rosmarinnadeln und die Kamillenblüten mit dem frisch gekochten Lapachotee, den Sie nach dem Grundrezept zubereiten. Lassen Sie die Mischung zehn bis 15 Minuten ziehen und seihen Sie sie dann ab.

Geben Sie die Spülung nach dem Waschen in die Haare und massieren Sie Ihre Kopfhaut kräftig. Behalten Sie die Spülung anschließend im Haar, ohne sie wieder auszuwaschen.

Schweißfüße

Bekämpfung von Fußgeruch

Ein morgendliches Fußbad – vorgenommen nach dem Rezept für Voll- und Teilbäder – eignet sich zur Bekämpfung von Fußgeruch, da es leicht desinfizierend und deodorierend wirkt. Danach können Sie die Füße mit folgendem Aufguß einreiben, der die Füße den Tag über frischhält.

> 500 ml Lapachotee
> 4 EL Apfelessig
> 1 EL frischer Zitronensaft
> 1 EL Lavendelblüten
> 1 EL Salbeiblätter
> 1 EL Pfefferminzblätter

Bereiten Sie den Lapachotee nach amerikanischem Rezept zu. Seihen Sie ihn ab und vermischen Sie ihn noch warm mit den restlichen Zutaten. Lassen Sie diese Mischung eine Stunde ziehen, seihen Sie wiederum ab und tragen Sie sie auf die Füße auf.

Verbrennungen, Verbrühungen, Sonnenbrand

Bei schweren Verbrennungen sofort zum Arzt gehen!

Die Selbstbehandlung von kleineren Verbrennungen bringt keine Probleme mit sich. Doch ist die Verbrennung mehr als faustgroß oder sind tiefere Hautschichten betroffen, bilden sich Blasen oder entstehen starke Schmerzen, sollten Sie unbedingt einen Arzt oder Heilpraktiker aufsuchen.

Kochen Sie einen Lapachoaufguß wie für Voll- und Teilbäder auf und lassen Sie ihn abkühlen. Tauchen Sie Bandagen, Mull oder einen Waschlappen darin ein und bedecken Sie damit die Verbrennungen. Lassen Sie die Flüssigkeit zehn Minuten einwirken und erneuern Sie die Auflage dann. Wiederholen Sie das so lange, bis die Schmerzen nachlassen.

Anschließend können Sie ein wenig Massage- und Heilöl auftragen, das Sie im Verhältnis zwei zu eins mit Johanniskrautöl vermischen.

Verletzungen durch eingezogene Splitter

Es ist manchmal schwierig, eingezogene Splitter zu entfernen, weil sie sich in der festen Oberhaut verkeilen. Weichen Sie daher die betroffene Stelle in lauwarmem Lapachotee auf. Die Haut wird nachgiebiger, der Holzsplitter quillt auf, wodurch er größer und greifbarer wird. Zugleich beugt man durch die Inhaltsstoffe des Lapacho Entzündungen vor. Sobald Sie den Splitter entfernt haben, sollten Sie die Wunde noch ein- oder zweimal mit Lapachotinktur beträufeln. Tragen Sie dann die Lapachosalbe auf, bis die Wunde geheilt ist.

Vorbeugung von Entzündungen

Verstopfung

Ein gesunder Darm scheidet die Abfallprodukte, die während der Verdauungsprozesse entstehen, mindestens einmal täglich aus. Funktioniert dies, werden die Nahrungsmittelbestandteile nicht länger als 20 bis 40 Stunden im Darm gehalten. Da sich der durchschnittliche westliche Mensch jedoch schlecht, teilweise sogar falsch ernährt, nämlich fettreich und ballaststoffarm, bleibt der Verdauungsbrei bis zu 65 oder sogar 100 Stunden im Darm. Eine tägliche Entleerung findet nicht mehr statt.

Fehlfunktion der Verdauungsorgane

Gesunder Stuhlgang zeichnet sich durch folgende Merkmale aus: Er geht ohne Anstrengung ab, er ist so »trocken«, daß Sie nur wenig Toilettenpapier brauchen. Außerdem schwimmt er nicht auf der Wasseroberfläche, seine Farbe ist dunkel, und er gibt fast keinen Geruch ab.

Vor der Selbstbehandlung sollten Sie die jeweilige Ursache für die Verstopfung klären, viele Faktoren nehmen Einfluß: Bewegungsmangel, Zeitdruck, falsche Ernährung, Anspannung und Streß oder auch ein unangenehmes Gefühl beim Benutzen fremder Toiletten, um nur einige zu nennen.

Unterschiedliche Ursachen

Die folgenden Maßnahmen sollten nur als vorübergehende Hilfsmittel betrachtet werden. Bei chronischer Verstopfung ist ein Besuch beim Arzt oder Heilpraktiker unbedingt erforderlich, um organische Probleme auszuschließen.

Lapacho

Im Lapacho sind sehr viele Wirkstoffe enthalten, die die Verdauung regulieren können, allen voran die Tannine, die die Leber und die Galle stimulieren.

Tee

Oftmals wird übersehen, daß für eine geregelte Verdauung eine ausreichende Flüssigkeitszufuhr notwendig ist. Dabei sprechen wir nicht von Schwarztee oder Kaffee, die harntreibend wirken, und daher dem Körper größere Mengen an Flüssigkeit entziehen, als sie ihm zuführen. Ebenso wenig eignen sich die meisten Kräutertees.

Versuchen Sie einmal, zusätzlich zu der Menge, die Sie bisher zu sich nehmen, einen Liter Lapachotee – nach Grundrezept zubereitet – zu trinken. Sie werden sehen, daß sich die Verstopfung schnell löst.

Einlauf

Um hartnäckigere oder anhaltendere Verstopfungen zu beheben, können Sie auch den Einlauf anwenden. Allerdings dürfen Sie diese Maßnahme auf keinen Fall als Ersatz für eine sinnvolle, gesunde Ernährung und einen entsprechenden Lebenswandel sehen.

Massage

Rizinusöl ist weltweit dafür bekannt, daß es bei Verdauungsproblemen gute Dienste leistet, und dies nicht nur bei oraler Einnahme, sondern auch durch das Auftragen auf die Haut.

Zu diesem Zweck wird es in nahezu jeder Volksmedizin der Welt schon seit über 4.000 Jahren verwendet. Die Rizinuspflanze wurde bereits in der Bibel, im alten Griechenland und in den Papyri der Ägypter erwähnt.

Zur Behandlung von Verstopfung empfiehlt sich vor allem eine Darmmassage. Benutzen Sie dazu das folgende Öl, es stimuliert nicht nur den Darm, sondern stellt auch den inneren Rhythmus wieder her.

1 EL Massage- und Heilöl
1 EL Rizinusöl

Stellen Sie das Massage- und Heilöl her, wie im Grundrezept beschrieben. Vermischen Sie ca. einen Eßlöffel davon mit dem Rizinusöl. Träufeln Sie diese Mischung auf Ihren Unterbauch und beginnen Sie mit der Anwendung: Massieren Sie im Uhrzeigersinn, ausgehend vom Nabel in spiralförmigen Bewegungen. Lassen Sie die Kreise ganz langsam immer größer werden, bis Sie schließlich vom rechten Leistenbereich aufsteigend zur Leber, am Zwerchfell entlang bis zur Milz und dann wieder hinunter zum Ausgangspunkt massieren.

Wiederholen Sie diese Maßnahme mindestens dreimal oder so oft Sie sie als angenehm empfinden.

> **!** Beachten Sie auch die Anwendungen für Hämorrhoiden und Magenbeschwerden.

Zahnfleischentzündung und Zahnschmerzen

Die Lapachomundspülung wirkt nicht nur schmerzlindernd, sondern auch antibakteriell und wundheilend. Bei blutendem Zahnfleisch sollten Sie das Grundrezept folgendermaßen abändern: Geben Sie zu den anderen Heilkräutern einen Eßlöffel kleingehacktes, getrocknetes Spitzwegerichkraut. Spülen Sie den Mund mehrmals täglich mit dieser Flüssigkeit.

Wundheilende Wirkung

Außerdem können Sie sowohl bei einer Zahnfleischentzündung als auch bei Zahnschmerzen die betroffenen Stellen direkt mit Lapachotinktur oder Lapachoheilöl einreiben. Mischen Sie zu diesem Zweck zwei Tropfen betäubendes, ätherisches Nelkenöl bei.

Anhang

Quellen

Bastien, Joseph W.: Healers of the Andes. Kallawaya Herbalists and Their Medicinal Plants. Salt Lake City 1987.

Bornhütter, Horst: Die Aymara. Ein indianisches Bauernvolk. Köln 1987.

Cronquist, Arthur: An Integrated System of Classification of Flowering Plants. New York 1981.

Cruz, Enrique Blanco: Von der Volkskrankheit zur Krankheit des Teufels. Frankfurt 1985.

Faust, Franz Xaver: Medizinische Anschauungen und Praktiken der Landbevölkerung im andinen Kolumbien. Hohenschäftlarn 1983.

Fischer-Rizzi, Susanne: Blätter von Bäumen. München 1980.

Forman, Alan/Niederwieser, Stephan: Heilen mit Schwarzkümmel. München 1998.

Forman, Alan/Niederwieser, Stephan: Manuka. Heilung durch die Kraft des neuseeländischen Teebaums. München 1998.

Gentry, Alwyn H.: Flora Neotropica: Bignoniaceae, Parts I & II. New York 1981/1992.

Heinz, Ulrich Jürgen: Das Handbuch der modernen Pflanzenheilkunde. Freiburg im Breisgau 1984.

Hera, Bayard (Hrsg.): The Oxford Encyclopedia of Trees of the World. Oxford 1981.

Höhne, Anita: Heiltees, die Wunder wirken. Genf 1986.

Jones, Kenneth: Pau d'Arco. Immune Power from the Rain Forest. Rochester, Vermont 1995.

Lübeck, Walter: Heilen mit Lapacho Tee. Aitrang 1997.

Lust, John: The Herb Book. New York 1983.

Murray, Colin/Murray, Liz: Das keltische Baumorakel. München 1989.

Mutschler, Ernst: Arzneimittelwirkungen. Lehrbuch der Pharmakologie und Toxikologie. Stuttgart 1986.

Thews, Gerhard/Mutschler, Ernst/Vaupel, Peter: Anatomie, Physiologie, Pathophysiologie des Menschen. Stuttgart 1991.

Pollak-Eltz, Angelina: Folk Medicine in Venezuela. Wien-Föhrenau 1982.

Pschyrembel. Klinisches Wörterbuch. Berlin 1986.

Rätsch, Christian: Indianische Heilkräuter. Köln 1987.

Schweppe, Ronald P./Schwarz, Aljoscha A.: Natürlich gesund mit Lapacho. München 1998.

Shigo, Alex L.: Die neue Baumbiologie: Fachbegriffe von A bis Z. Braunschweig 1990.

Tierra, Michael: The Way of Herbs. New York 1983.

Uyldert, Mellie: Verborgene Kräfte der Pflanzen. München 1984.

Vogel, Alfred: Der kleine Doktor. Teufen 1952.

Weiner, Michael A.: Maximum Immunity. Boston 1986.

Wichtl, M. (Hrsg.): Teedrogen. Stuttgart 1989.

Zemme, Verena: Naturmedizin heute. München 1993.

Wissenschaftliche Studien

Abbot, Hartwel et al.: Screening Data from the Cancer Chemotherapy National Service Center Screening Laboratories. XL. Plant Extracts. 1967. In: Cancer Research, Vol. 27, 1967, S. 190–201.

Anesini, Claudia/Perez, Cristina: Screening of plants used in Argentine folk medicine for antimicrobial activity. In: Journal of Ethnopharmacology 39, 1993, S. 119–128.

Binutu, O. A./Lajubutu, B. A.: Antimicrobial potentials of some plant species of the Bignoniaceae family. In: African Journal of Medical Science 23(3), 1994, S. 269–273.

Centro des Ciencias da Saude, Universidade Federal do Rio de Janeiro, Brasilien: Trypanocidal activitiy of synthetic heterocyclic derivatives of active quinones from Tabebuia sp. In: Arzneimittelforschung 47(1), 1997, S. 74–79.

Collins, S. J. et al.: Continuous Growth and Differentiation of Human Myeloid Leukeamic Cells in Suspension Culture. In: Nature 270, 1977, S. 347–349.

Fakultät für pharmazeutische Wissenschaft, Kyoto Universität, Japan: Production of anti-tumor-promoting furanonaphthoquinones in Tabebuia avellanedae cell cultures. In: Phytochemistry 36, 1994, S. 323–325.

Foreman, Ph. D./Robert, E.: Candida albicans: A Lingering Problem. In: Let's Live. 1984, S. 49–50.

Houghton, P. J. et al.: The constituents of commercial lapacho. In: Journal of Pharmacy and Pharmacology 44, 1992, S. 1081.

Instituto des Antibiotics, Brasilien: Antitumoral and toxicological properties of extracts of bark and various wood components of Pau d'arco [T. avellanedae]. In: Revista Instituo de Antibioticos 8, 1968, S. 89– 94.

Kreher, B. et al.: New Furanonaphthoquinones and other constituents of Tabebuia avellanedae and the immunomodulating activites in vitro. In: Planta Medica 54, 1988, S. 562–563.

Pharmakologische Fakultät der Universität Porte Alegre, Brasilien: »Phytochemical and analgesic investigation of Tabebuia chrysotricha. In: Journal of Ethnopharmacology 36 (3), 1992, S. 249–251.

Rao, M. M./Kingston, D. G. I.: Plant Anticancer Angents. XII. Isolation and Structures Elucidation of New Cytotoxic Quinones from Tabebuia Cassinoides. In: Journal of Natural Products 45, 1982, S. 600–604.

Santana, C. F. de et al.: Primeiras Observaçoes com Emprego do Lapachol em Pacientes Humanos Portadores de Neoplasias Malignas. In: Revista do Instituto de Antibioticos 20, 1980/1, S. 61–68.

Ueda, S. et al.: Inhibitory Effect of Tabebuia avellanedae constituents on tumor promotion. In: Planta Medica 56, 1990, S. 669–670.

Aus unserem
Ratgeber-Programm

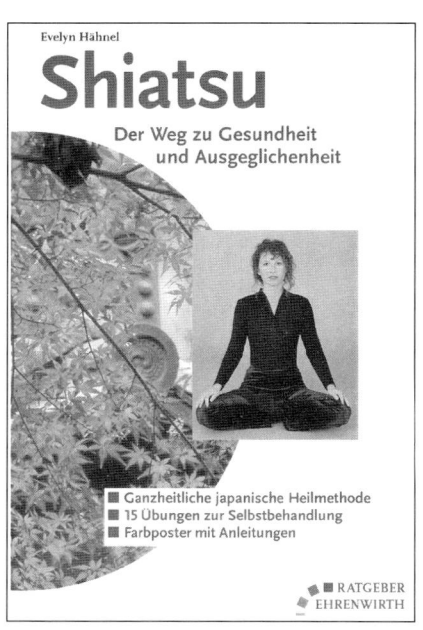

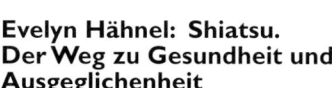

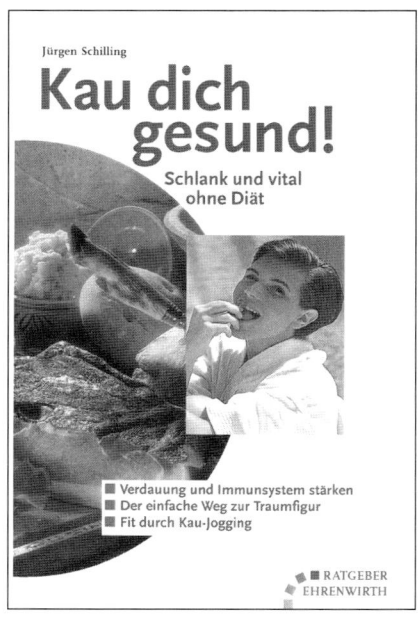

**Evelyn Hähnel: Shiatsu.
Der Weg zu Gesundheit und
Ausgeglichenheit**
*Die ganzheitliche japanische Körpertherapie,
die die Energie im Menschen frei fließen läßt.
Die Leserinnen lernen die Zusammenhänge
von Gesundheit und Krankheit kennen und
können sich mit Shiatsu selbst behandeln.
Ein Farbposter mit Anleitungen ergänzt diesen
Ratgeber aus der Feder einer erfahrenen
Shiatsu-Therapeutin.*
96 Seiten, mit zahlr. Farbfotos.

Jürgen Schilling: Kau dich gesund!
*Schlank und gesund durch die Technik des
richtigen Kauens. »Kau-Jogging« ist eine
genußvolle Methode, mit der sich ein
verändertes, gesünderes Kau- und Eßverhalten
dauerhaft antrainieren läßt. Essen und Trinken
ohne Schuldgefühle und schlechtes Gewissen!*
Ca. 144 Seiten, mit zahlr. Farbfotos.

Aus unserem
Ratgeber-Programm

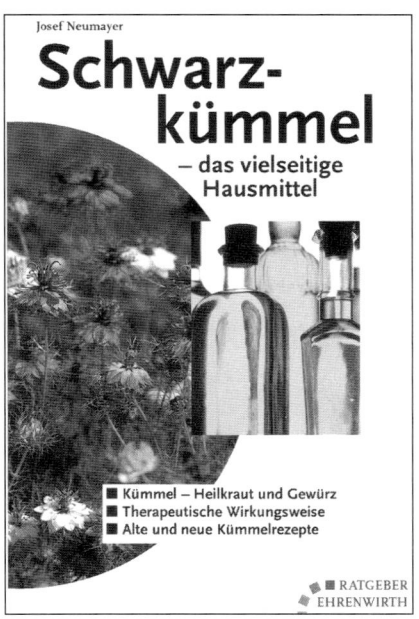

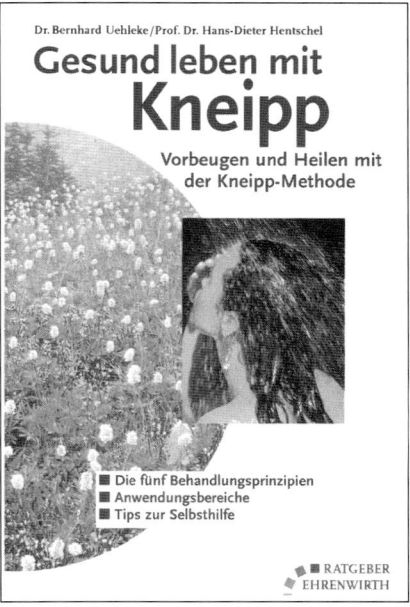

**Josef Neumayer: Schwarzkümmel –
das vielseitige Hausmittel**

*Das seit Jahrtausenden bewährte
Naturheilmittel bietet eine Fülle
therapeutischer und prophylaktischer
Möglichkeiten. Als Öl und als Gewürz trägt
Schwarzkümmel entscheidend zur
Verbesserung des Gesundheitszustands bei:
Er hilft bei vielen Erkrankungen, von
allgemeiner Immunschwäche bis zur
Wundheilung, von Asthma bis zu Migräne
und Neurodermitis.*
120 Seiten, mit zahlr. Farbfotos.

**Uehleke/Hentschel:
Gesund leben mit Kneipp**

*Ein umfassender Überblick über die
Anwendungsmöglichkeiten der Kneippschen
Lehre in unserer Zeit, auf dem aktuellen
Stand sowohl der Schulmedizin als auch der
Naturheilkunde. Die Autoren zeigen, wie mit
der Kneipp-Methode auf vielfältige Weise
ein gesundes Leben erreichbar ist.*
184 Seiten, mit zahlr. Farbfotos.

Aus unserem
Ratgeber-Programm

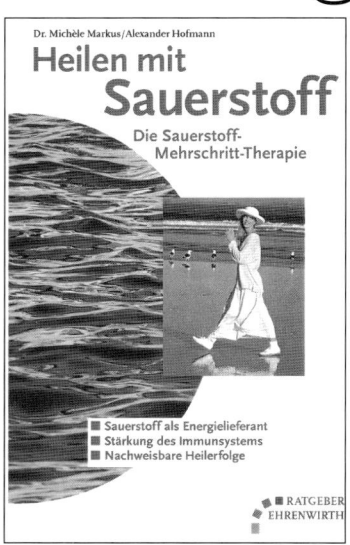

Markus/Hoffmann: Heilen mit Sauerstoff

Die Sauerstoff-Mehrschritt-Therapie ist eine spezielle Art der Behandlung mit Sauerstoff. Ausführlich wird die Rolle des Sauerstoffs als Lebenselixier und Energielieferant beleuchtet, seine Funktion bei der Heilung von Krankheiten und seine wichtige Rolle bei der allgemeinen Stärkung des Immunsystems. Mit ausführlichem Service- und Adressenteil!
Ca. 128 Seiten, mit zahlr. Farbfotos.

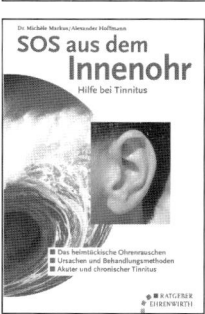

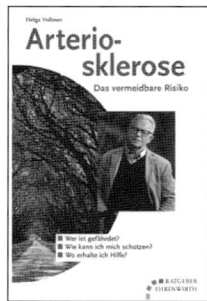

Markus/Hoffmann:
SOS aus dem Innenohr

Es klingelt und saust, es pfeift und hämmert - viele Menschen leiden unter Ohrgeräuschen. Die Zahl der Betroffenen geht in die Millionen. Dieser Ratgeber erklärt, was es mit dem heimtückischen Ohrenrauschen auf sich hat und welche Möglichkeiten es heute gibt, das komplexe Leiden Tinnitus zu bekämpfen und zu lindern.
136 Seiten, mit zahlr. Illustrationen.

Helga Vollmer: Arteriosklerose.
Das vermeidbare Risiko

Die häufigste direkte Ursache von Herz- und Kreislauferkrankungen ist die Arteriosklerose. Dieser Ratgeber erklärt ausführlich die Ursachen für arteriosklerotische Veränderungen der Herz- und Hirngefäße und zeigt, wer gefährdet ist und wie sich jeder einzelne davor schützen kann.
128 Seiten, mit zahlr. Farbfotos.

Aus unserem
Ratgeber-Programm

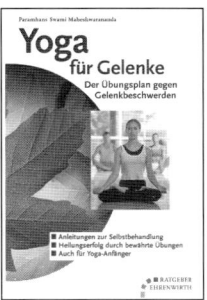

Paramhans Swami Maheshwarananda: Yoga für Gelenke

Mit regelmäßigen täglichen Yogaübungen können Gelenkbeschwerden vermieden, vermindert oder sogar beseitigt werden. Durch die bewußte Durchführung der Bewegungen im Einklang mit Atmung und Entspannung entwickelt sich eine Harmonie von Körper und Geist, die Gesundheit und Wohlbefinden fördert.
120 Seiten, mit zahlr. Illustrationen.

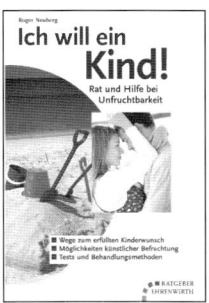

Roger Neuberg: Ich will ein Kind!

Tausende von Paaren werden jährlich mit der eigenen Unfruchtbarkeit konfrontiert. Dieser übersichtliche und verständliche Ratgeber erklärt, wie und warum Unfruchtbarkeit auftreten kann, und zeigt Chancen und Möglichkeiten für physische und psychische Hilfen auf.
208 Seiten, mit zahlr. Illustrationen.

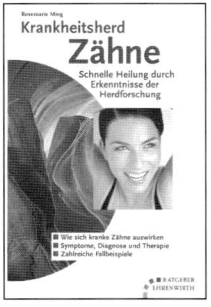

Rosemarie Mieg: Krankheitsherd Zähne

Zähne, die an die Nieren gehen, Haut und Zähne, Allergien aus dem Kiefer, wie Magen und Darm von den Zähnen abhängen - diese und viele weitere Aspekte machen deutlich, wie viele Gesundheitsprobleme sich erkennen und beseitigen lassen, wenn die Erkenntnisse der Herdforschung zur Anwendung kommen.
152 Seiten, mit zahlr. Illustrationen.

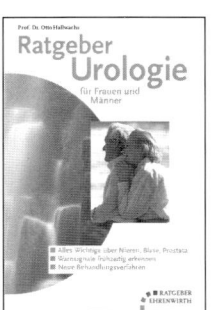

Prof. Dr. Otto Hallwachs: Ratgeber Urologie

Fast jeder Mensch wird im Laufe seines Lebens mit dem Thema »Urologie« konfrontiert. Beim Auftreten von Beschwerden sind die Patienten aber häufig ratlos. Dieser urologische Ratgeber informiert ausführlich und leichtverständlich über Erkrankungen der Nieren und der harnableitenden Organe bei Frauen und Männern.
184 Seiten, mit zahlr. Illustrationen.